Gestão da Prática em Saúde Bucal

Nota: Assim como a medicina, a odontologia é uma ciência em constante evolução. À medida que novas pesquisas e a própria experiência clínica ampliam o nosso conhecimento, são necessárias modificações na terapêutica, onde também se insere o uso de medicamentos. Os autores desta obra consultaram as fontes consideradas confiáveis, num esforço para oferecer informações completas e, geralmente, de acordo com os padrões aceitos à época da publicação. Entretanto, tendo em vista a possibilidade de falha humana ou de alterações nas ciências médicas, os leitores devem confirmar estas informações com outras fontes. Por exemplo, e em particular, os leitores são aconselhados a conferir a bula completa de qualquer medicamento que pretendam administrar, para se certificar de que a informação contida neste livro está correta e de que não houve alteração na dose recomendada nem nas precauções e contraindicações para o seu uso. Essa recomendação é particularmente importante em relação a medicamentos introduzidos recentemente no mercado farmacêutico ou raramente utilizados.

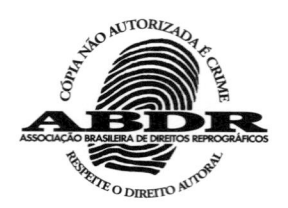

G393   Gestão da prática em saúde bucal / organizadores, Léo Kriger, Samuel Jorge Moysés, Simone Tetu Moysés ; coordenadora, Maria Celeste Morita ; autor, Paulo Sávio Angeiros de Goes – São Paulo : Artes Médicas, 2014.
125 p. : il. color. ; 28 cm. – (ABENO : Odontologia Essencial : temas interdisciplinares)

ISBN 978-85-367-0247-6

1. Odontologia - Gestão. 2. Saúde bucal. I. Kriger, Léo. II. Moysés, Samuel Jorge. III. Moysés, Simone Tetu. IV. Morita, Maria Celeste. V. Goes, Paulo Sávio Angeiras de.

CDU 616.314:005

Catalogação na publicação: Poliana Sanchez de Araujo – CRB 10/2094

SÉRIE ABENO

Odontologia Essencial
Temas Interdisciplinares

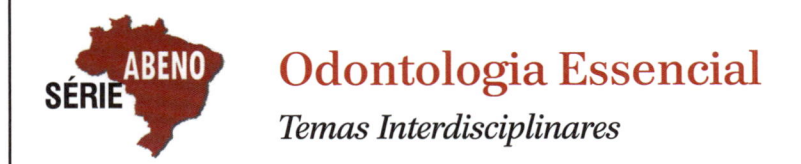

organizadores da série
Léo Kriger
Samuel Jorge Moysés
Simone Tetu Moysés

coordenadora da série
Maria Celeste Morita

Gestão da Prática em Saúde Bucal

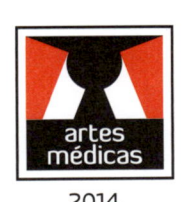

artes médicas
2014

Paulo Sávio Angeiras de Goes

© Editora Artes Médicas Ltda., 2014

Gerente editorial: *Letícia Bispo de Lima*

Colaboraram nesta edição:
Editora: *Mirian Raquel Fachinetto Cunha*
Capa e projeto gráfico: *Paola Manica*
Processamento pedagógico e preparação de originais: *Juliana Lopes Bernardino*
Leitura final: *Samanta Sá Canfield*
Ilustrações: *Vagner Coelho*
Editoração: *Know-How Editorial*

Reservados todos os direitos de publicação à
EDITORA ARTES MÉDICAS LTDA., uma empresa do GRUPO A EDUCAÇÃO S.A.

Editora Artes Médicas Ltda.
Rua Dr. Cesário Mota Jr., 63 – Vila Buarque
CEP 01221-020 – São Paulo – SP
Tel.: (11) 3221.9033 – Fax: (11) 3223.6635

É proibida a duplicação ou reprodução deste volume, no todo ou em parte, sob quaisquer formas ou por quaisquer meios (eletrônico, mecânico, gravação, fotocópia, distribuição na Web e outros), sem permissão expressa da Editora.

Unidade São Paulo
Av. Embaixador Macedo Soares, 10.735 – Pavilhão 5 – Cond. Espace Center
Vila Anastácio – 05095-035 – São Paulo – SP
Fone: (11) 3665-1100 Fax: (11) 3667-1333

SAC 0800 703-3444 – www.grupoa.com.br

IMPRESSO NO BRASIL
PRINTED IN BRAZIL

Autores

Paulo Sávio Angeiras de Goes Cirurgião-dentista. Professor adjunto do Departamento de Clínica e Odontologia Preventiva da Universidade Federal de Pernambuco (UFPE). Doutor em Epidemiologia e Saúde Pública pela Universidade de Londres.

Ana Carolina Silva de Lima Cirurgiã-dentista da Estratégia de Saúde da Família da Prefeitura da Cidade de Recife-PE. Especialista em Saúde Pública pela Faculdade de Ciências Sociais Aplicadas da Paraíba (FACISA/PB). Especialista em Endodontia pela Sociedade de Cirurgiões Dentistas/Associação Brasileira de Odontologia de Pernambuco (SCDP/ABO-PE). Mestre e Doutoranda em Odontologia: Clínica Integrada da UFPE.

Ana Cláudia Araujo Cirurgiã-dentista. Professora adjunta de Odontologia na UFPE. Especialista em Periodontia pela UFPE e em Odontopediatria pela ABO-PE. Mestre em Odontopediatria pela Universidade de Pernambuco (UPE). Doutora em Saúde Coletiva pela UPE.

Claudio Heliomar Vicente da Silva Cirurgião-dentista. Professor associado de Dentística e Clínica Integral do Curso de Odontologia da UFPE. Master of Business Administration (MBA) em Gestão e Planejamento Organizacional pela Faculdade de Ciências de Administração de Pernambuco (FCAP) da UPE. Mestre e Doutor em Odontologia: Dentística e Endodontia pela Faculdade de Odontologia de Pernambuco (FOP) da UPE.

Daene Patrícia Tenório Salvador da Costa Cirurgiã-dentista. Especialista em Ortodontia pela ABO-PE. Mestre e Doutora em Odontologia: Clínica Integrada pela UFPE.

Fabiana Moura da Motta Silveira Cirurgiã-dentista do Instituto de Medicina Integral Professor Fernando Figueira (IMIP). Professora da Faculdade de Odontologia do Recife (FOR). Especialista em Estomatologia pela UFPE. Mestre em Diagnóstico Bucal pela Universidade Federal da Paraíba (UFPB). Doutora em Saúde Coletiva pela UPE.

Flavio Alves Ribeiro Cirurgião-dentista. MBA Executivo de Gerência em Saúde pela Fundação Getúlio Vargas (FGV). MBA em Gestão de Serviços de Saúde pelo Laboratório de Tecnologia de Gestão de Negócios e Meio Ambiente da Universidade Federal Fluminense (LATEC/UFF). Master Coach pelo Instituto Brasileiro de Coaching.

Gabriela da Silveira Gaspar Cirurgiã-dentista. Sanitarista da Secretaria Estadual de Saúde de Pernambuco. Especialista em Saúde Pública pela Faculdade de Ciências Médicas de Campina Grande. Mestre em Saúde Pública pela FOP/UPE. Doutoranda em Saúde Coletiva da UPE.

Heloisa Maria Mendonça de Morais Médica. Professora associada IV do Departamento de Medicina Social da UFPE. Especialista em Infectologia pela Faculdade de Ciências Médicas da Universidade Estadual de Campinas (FCM/UNICAMP), em Saúde Pública pela Faculdade de Saúde Pública da Universidade de São Paulo (FSP/USP) e em Política, Planejamento e Administração de Sistemas de Saúde pela FGV/RJ. Mestre em Infectologia pela Faculdade de Medicina da USP (FM/USP). Doutora em Saúde Coletiva pela FCM/UNICAMP.

Irani Junior Cirurgião-dentista e advogado. Professor da UFPE. Especialista em Direito do Trabalho e Processo do Trabalho pela Ordem dos Advogados do Brasil, seção Pernambuco (OAB-PE). Especialista, Mestre e Doutor em Odontologia pela UFPE.

Jerlucia Cavalcanti das Neves Melo Cirurgiã-dentista. Professora de Patologia Geral e Patologia Bucal da Faculdade de Odontologia do Recife (FOR). Oficial dentista da Força Aérea Brasileira. Especialista em Estomatologia pela UFPE. Mestre em Patologia pela UFPE. Doutora em Saúde Coletiva pela FOP/UPE.

José Thadeu Pinheiro Cirurgião-dentista. Professor titular de Endodontia e Bioética do Departamento de Prótese e Cirurgia Bucofacial da UFPE. Especialista em Endodontia pelo Conselho Federal de Odontologia. Mestre e Doutor em Endodontia pela FOP/UPE.

Leonardo Vilar Filgueiras Cirurgião-dentista. Especialista em Periodontia pela ABO-PE. Especialista em Saúde Pública pela FOP/UPE. Mestrando em Odontologia: Clínica Integrada da UFPE.

Lúcia Carneiro Beatrice Professora associada de Orientação Profissional e Empreendedorismo da UFPE. Especialista em Dentística pela FOP/ UPE. Especialista em Endodontia pela UFPE. Mestre em Odontologia: Dentística pela Faculdade de Odontologia de Araraquara da Universidade Estadual Paulista Júlio de Mesquita Filho (FOA/UNESP). Doutora em Odontologia: Dentística pela USP.

Manuelly Pereira de Morais Santos Cirurgiã-dentista. Especialista em Saúde Pública pelas Faculdades Integradas da Vitória de Santo Antão (FAINTVISA) e em Saúde da Família pela Universidade Federal do Maranhão (UFMA). Mestre em Saúde da Criança e do Adolescente pela UFPE. Doutoranda em Odontologia da UFPE.

Márcia M. Dantas Cabral de Melo Cirurgiã-dentista. Professora adjunta de Saúde Coletiva/Clínica Integral do Curso de Odontologia da UFPE. Especialista em Saúde Pública pela Fundação Oswaldo Cruz (Fiocruz). Mestre em Saúde Pública pelo Centro de Pesquisas Aggeu Magalhães (CPqAM) da Fiocruz-PE. Doutora em Odontologia: Clínica Integrada pela UFPE e em Saúde Pública pelo CPqAM/Fiocruz-PE.

Nilcema Figueiredo Cirurgiã-dentista. Professora adjunta do Departamento de Medicina Social da UFPE e do Programa de Pós-graduação Integrado em Saúde Coletiva do Centro de Ciências da Saúde da UFPE (CCS/UFPE). Especialista em Saúde Coletiva pelo Programa de Residência Multiprofissional em Saúde Coletiva da Faculdade de Ciências Médicas da UPE (FCM/UPE). Mestre e Doutora em Odontologia e Saúde Coletiva pela FOP/UPE.

Raquel Santos de Oliveira Cirurgiã-dentista. Mestre em Saúde Coletiva pela UFPE. Doutoranda em Saúde Coletiva da FOP/UPE.

Ronald Pereira Cavalcanti Odontólogo. Professor assistente do Curso de Saúde Coletiva da UFPE. Especialista em Política e Gestão do Cuidado em Saúde pela UFPB. Mestre em Odontologia: Saúde Coletiva pela UPE.

Saulo Cabral dos Santos Cirurgião-dentista. Professor adjunto de Humanização da UFPE. Vice-coordenador do Curso de Odontologia da UFPE. Mestre e Doutor em Periodontia pela UNICAMP.

Veronica Kozmhinsky Cirurgiã-dentista. Coordenadora do Setor de Odontologia do Instituto de Medicina Integral Professor Fernando Figueira (IMIP) e supervisora da Residência de Odontologia Pediátrica do IMIP. Especialista em Odontopediatria pela FOP/ UPE. Mestre em Saúde Materno-Infantil pelo IMIP. Doutoranda em Saúde Coletiva da UPE.

Organizadores da Série Abeno

Léo Kriger Professor de Saúde Coletiva da Pontifícia Universidade Católica do Paraná (PUCPR). Mestre em Odontologia em Saúde Coletiva pela Universidade Federal do Rio Grande do Sul (UFRGS).

Samuel Jorge Moysés Professor titular da Escola de Saúde e Biociências da PUCPR. Professor adjunto do Departamento de Saúde Comunitária da Universidade Federal do Paraná (UFPR). Coordenador do Comitê de Ética em Pesquisa da Secretaria Municipal da Saúde de Curitiba, PR. Doutor em Epidemiologia e Saúde Pública pela University of London.

Simone Tetu Moysés Professora titular da PUCPR. Coordenadora da área de Saúde Coletiva (mestrado e doutorado) do Programa de Pós-Graduação em Odontologia da PUCPR. Doutora em Epidemiologia e Saúde Pública pela University of London.

Coordenadora da Série Abeno

Maria Celeste Morita Presidente da Abeno. Professora associada da Universidade Estadual de Londrina (UEL). Doutora em Saúde Pública pela Université de Paris 6, França.

Conselho editorial da Série Abeno Odontologia Essencial

Maria Celeste Morita, Léo Kriger, Samuel Jorge Moysés, Simone Tetu Moysés, José Ranali, Adair Luiz Stefanello Busato.

*Para Pedro e Célia...
e tantas outras pessoas importantes
que nos dão a oportunidade
de compartilhar a vida.*

*Para os meus alunos,
fonte permanente de inspiração.*

Prefácio

"A tradição da odontologia historicamente tem sido focada nos indivíduos: nas suas características biológicas, nas doenças, no seu estilo de vida e nas suas escolhas sobre saúde. Isso não está necessariamente errado, mas está incompleto."

Aubrey Sheiham

Esta obra é fruto da experiência acumulada ao longo de pelo menos duas décadas dedicadas à reflexão sobre uma nova prática que transcende a odontologia: a prática de saúde bucal. Marca também a transição institucional pela qual passei nos últimos três anos, a qual se refletiu nas parcerias estabelecidas para construí-la.

Durante os últimos anos de minha vida profissional, coloquei-me a refletir sobre o pensamento que abre este prefácio e que é do meu orientador e mestre, Aubrey Sheiham, que se juntou a tantos outros ilustres pensadores estrangeiros e brasileiros que a vida me propiciou contato. Esses aportes teóricos formam o meu pensamento e o meu desejo de materializá-los numa práxis que possa ser sistematizada.

Nesse tempo, tive o privilégio não apenas de discutir, dialogar e propor linhas e diretrizes para a construção de uma política voltada à saúde bucal, mas de vivenciá-la na prática. A implantação da Política Nacional de Saúde Bucal Brasil Sorridente colocou para minha geração o desafio teórico de ir além da formulação de novos paradigmas, ou seja, pensar nas suas respectivas implementações. Não seria honesto escrever este livro sem imaginar que hoje temos um *locus* estabelecido para sua ação: as milhares de equipes de saúde da família; as centenas de centros de especialidades odontológicas e as equipes odontológicas de hospitais e centros de oncologia que foram implantados nos últimos anos. Portanto, trata-se de algo que é real, que pode ser útil. Talvez seja esse sentimento que Morin[1] reconhece como conhecimento útil, sem, no entanto, desmerecer os demais.

Assim, para a leitura desta obra, é importante considerar alguns pressupostos. O primeiro deles é o reconhecimento do conceito de

A prática odontológica ontem e hoje:
origens e desenvolvimento da assistência odontológica no Brasil

RAQUEL SANTOS DE OLIVEIRA
HELOISA MARIA MENDONÇA DE MORAIS
PAULO SÁVIO ANGEIRAS DE GOES

INTRODUÇÃO

Este capítulo tem por finalidade refletir sobre o desenvolvimento da odontologia no Brasil e seus diversos arranjos organizacionais como prática de saúde, mesmo que de modo breve, mas com a intenção declarada de um convite para leituras posteriores. Ele analisa a conformação atual da profissão, que surgiu no século XIX sob as influências e o predomínio de um modelo de exercício liberal.

Objetiva, ainda, explicitar as relações que vêm se estabelecendo entre a organização atual da odontologia e aquelas que se processaram no setor da saúde desde a segunda metade do século XX, quando vai se consolidando o empresariamento das profissões de saúde, bem como outras modalidades de arranjos para a prestação de serviços, sejam elas públicas ou privadas.

No tópico O surgimento da prática odontológica no Brasil, são abordados o surgimento e a institucionalização da profissão, além de apresentados os elementos para sua caracterização – uma prática que em suas origens esteve orientada pela lógica da cosmética e que foi posteriormente influenciada pelo desenvolvimento capitalista. Dominada inicialmente pelos "práticos", foi em seguida exercida pelos dentistas "credenciados", os quais não necessariamente possuíam formação superior. São apresentadas, ainda, as primeiras medidas legais para a regulamentação da profissão no Brasil.

A ausência de uma política estatal de saúde bucal até o século XXI é discutida no tópico A assistência odontológica nos serviços públicos. A histórica fragmentação da assistência ofertada por uma multiplicidade de instituições é analisada, e o aspecto das intervenções,

OBJETIVOS DE APRENDIZAGEM:

- Refletir sobre o surgimento da prática odontológica no Brasil
- Analisar a assistência odontológica nos serviços públicos e o modelo liberal e empresarial da profissão

principalmente mutiladoras que tão bem caracterizavam a odontologia até muito recentemente é ressaltado. É apresentado, ainda, o contexto de criação da Política Nacional de Saúde Bucal e os aspectos relativos à atenção primária e secundária, bem como são comentados os dados provenientes dos últimos inquéritos epidemiológicos realizados pelo Ministério da Saúde.

No tópico O modelo liberal e empresarial do exercício profissional, são analisados o aparecimento e a expansão de novas modalidades empresariais no âmbito da assistência privada em odontologia. São discutidas as consequências do surgimento do mercado de planos e seguros odontológicos, demonstrando o papel de ordenadores da prática profissional como se apresenta hoje no mercado.

O SURGIMENTO DA PRÁTICA ODONTOLÓGICA NO BRASIL

Sabe-se que em vários países do mundo a odontologia em suas origens primou pela **cosmética** e que ao longo do tempo não se distanciou dessa diretriz. Estudos recentes publicados no Brasil chamam a atenção para esse fenômeno,[1-5] o que explica que a profissão tenha sempre buscado incorporar em suas subespecialidades novas técnicas, materiais, instrumental e equipamentos sofisticados, ratificando, nesse processo, a primazia de modelos privatistas e elitistas que ficaram circunscritos aos segmentos populacionais mais abastados de distintas sociedades.

Ao interrogar a respeito da origem da profissão, da sua cientificidade e legitimação como prática socialmente reconhecida, Botazzo, no livro *Da arte dentária*,[1] elabora um dos poucos estudos disponíveis no Brasil sobre o tema. O autor argumenta que a forma histórica como a odontologia é contada é ingênua e determinante para a formação da identidade profissional no fim do século XIX. Por ela, supõe-se uma proximidade da odontologia com a arte dentária praticada pelos barbeiros desde a Antiguidade, preservada durante a Idade Média e em crise após a Revolução Industrial, espécie de sucessão a-histórica de descobertas acidentais e de evolução "natural" de seus praticantes, desde o princípio marcada pelo estigma do existir separado das outras práticas de saúde, sobretudo das médicas e cirúrgicas.

Silva e Sales-Peres[5] elucidam uma importante questão acerca da trajetória da profissionalização na odontologia, particularmente na visão que apresentam sobre a linha divisória muito tênue entre a medicina e a odontologia. No mesmo sentido, Botazzo e colaboradores[6] argumentam que "desde suas origens, os avanços da odontologia identificam-se com um saber técnico, a partir de uma divisão espacial ainda não bem-resolvida, filosófica e territorialmente, com a medicina". Concluem que:

> a odontologia, a despeito de ser uma profissão da saúde, é vista por muitos como especialidade médica, transita com dificuldade em meio às outras clínicas, e seu discurso não raro se serve de linguagem específica, como também a impede de se pronunciar sobre problemas sociais que julga, permanentemente, não serem seus.

Para Carvalho,[3] a odontologia surge como uma profissão moderna em meados do século XIX, coincidindo com o aparecimento e a consolidação do **capitalismo industrial**, destacando-se o surgimento de um leque de organizações profissionais que apareceram na Inglaterra, entre 1825 e 1880, e nos Estados Unidos, no período de 1840 a 1887.

Para esta autora, **razões históricas** foram determinantes para justificar a odontologia como profissão independente. Primeiro, ela destaca a disseminação das doenças bucais na primeira metade do século XIX, principalmente a **cárie dentária**, em decorrência da evolução do mercado do açúcar. A autora aponta também que a proliferação de grupos distintos de praticantes da odontologia encorajou os 'dentistas' a estabelecerem estratégias protecionistas em torno da jurisdição, com a organização de associações e escolas, além da instituição de leis e credenciais para garantir o monopólio do mercado odontológico.[3]

🔍 Ora, é sabido que há registro da cárie dentária desde a Antiguidade, mas a expansão e disseminação do consumo do açúcar elevaram sobremaneira os índices dessa doença em todo o mundo. Então, a cárie, como bem interpretou Freitas,[2] foi socialmente produzida e determinada. O autor explica que a cárie foi uma doença de pouca importância para o homem até a explosão de consumo de açúcar provocada pelas plantações extensivas na América recém-descoberta. De uma existência com características endêmicas, atingindo um pequeno percentual da população e sem nenhuma gravidade, a doença cárie passou ao patamar de verdadeira epidemia nos séculos XV, XVII e XVIII, manifestando-se de forma grave e dolorosa e encontrando a medicina despreparada para enfrentá-la eficazmente.

A partir da segunda metade do século XVIII, a prática odontológica foi exercida por dois grupos de praticantes, socialmente reconhecidos como qualificados e não qualificados. O primeiro grupo, constituído pelos 'dentistas credenciados', buscava garantir os benefícios do crescente mercado de serviços odontológicos em detrimento da qualificação do segundo grupo, os denominados 'práticos'.

Em decorrência dos avanços científicos, os 'dentistas credenciados' passaram a ocupar posições destacadas no mercado, resultando na progressiva supressão dos 'práticos'. Como explicam os autores, a partir de suas leituras de Foucault, é em um espaço de poder político que se circunscreve a perseguição aos dentistas práticos.[4]

🔍 É nessa direção que se pode entender a inauguração da primeira escola de odontologia, em 1839, em Baltimore, nos Estados Unidos,[3] a qual tratou de conferir legitimidade à profissão que então se estabelecia. Desde então, os saberes e as práticas sobre a

> **QUADRO 1.1 – Motivos que permitem dizer que a cárie é uma doença socialmente determinada e como este fenômeno justifica o nascimento da profissão odontológica**
>
> 1. O aumento do consumo de açúcar no final do século XVIII favoreceu o comércio entre as colônias e o império
>
> 2. A expansão do comércio e do consumo do açúcar foi determinante para o aumento substancial da cárie (já identificada na Antiguidade) e, consequentemente, da dor e do sofrimento (para mais informações sobre esse tópico, sugere-se a leitura de Sheiham[7])
>
> 3. No Brasil, a disseminação da doença fomentou a expansão do mercado de trabalho odontológico, estimulando a criação de espaços de poder político e profissional para os dentistas credenciados, o que resultou na expulsão do grupo dos práticos do mercado de trabalho
>
> 4. A sistematização do conhecimento científico também favoreceu o desenvolvimento de uma prática mecânica e cosmética essencialmente dirigida para grupos afluentes da população

boca vêm sendo socialmente construídos, e seu exercício, em conexão com os acontecimentos gerais, tem forçado o caminho da profissão para o confinamento nas instituições, nas leis profissionais e no ensino.[4]

No Brasil, a regulamentação da prática odontológica teve início no período colonial, quando dispositivos legais foram introduzidos nas primeiras legislações dirigidas à profissão. Já os primeiros mestres e cirurgiões barbeiros portugueses, que em 1521 chegaram para exercer a profissão, precisavam de uma licença dada pelo Cirurgião-Mor da Corte Portuguesa.[8] No século XVII, surgiu a primeira legislação portuguesa referente à odontologia, a Carta Régia de Portugal, de 09 de novembro de 1629.[5] Mudanças administrativas aconteceram com a chegada da família real, em 1808.

O início do ensino da profissão data de 1884, quando foram criados os cursos de odontologia anexos às Faculdades de Medicina do Rio de Janeiro e da Bahia.[9] Apenas em 1933 houve a regulamentação dos práticos, quando foi expedido o Decreto n° 23.540, que fixava a data de 30 de junho de 1934 como a data limite para a concessão de licença aos práticos em exercício.[8]

Os dispositivos legais mais relevantes para a regulamentação do exercício da profissão foram a Lei n° 1.314, de 17 de janeiro de 1959, e a Lei n° 5.081, de 24 de agosto de 1966, ambas vigentes até os dias atuais. Em 1964, foi finalmente instituído o órgão oficial de autorregulação da profissão, o Conselho Regional de Odontologia.[4]

PARA PENSAR

Desde suas origens, a odontologia se firmou como uma prática técnica e de finalidade cosmética, dirigida a grupos da população brasileira que podiam pagar pelos serviços, caracterizando um projeto liberal de exercício profissional que predominou até a segunda metade do século XX, quando outros arranjos apareceram no mercado.

A ASSISTÊNCIA ODONTOLÓGICA NOS SERVIÇOS PÚBLICOS

No Brasil, as desigualdades socioeconômicas historicamente vigentes entre as distintas classes sociais se configuram como determinantes principais das péssimas condições de saúde bucal da população. Ademais, a ausência de uma política estatal para a saúde bucal até o século XXI, associada ao modelo de exclusão social prevalecente na prática privada, constitui elemento indispensável ao entendimento do problema da saúde bucal.

Quer dizer, desde suas origens, a odontologia esteve longe de se constituir como uma profissão dos serviços públicos de saúde, ao mesmo tempo em que foi engendrando um modo de intervenção principalmente voltado aos grupos populacionais com elevado poder de compra.

A assistência pública odontológica no Brasil, desde seu surgimento, na década de 1950, caracterizou-se por ações de baixa complexidade, predominantemente curativas e mutiladoras para os adultos e idosos, e de acesso restrito a grupos populacionais específicos. Para as crianças entre 6 e 12 anos, havia um programa odontológico mais amplo, com ações curativas e preventivas, na medida em que eram consideradas epidemiologicamente mais vulneráveis e, ao mesmo tempo, mais sensíveis às intervenções de saúde pública.[10] Para o restante da população, a assistência se dava de forma pulverizada nas diversas instituições, entre elas as conveniadas com o sistema previdenciário (Instituto Nacional de Assistência Médica da Previdência Social - INAMPS), as secretarias estaduais de saúde e entidades filantrópicas.[11] Tal conformação assistencial caracterizava a odontologia como uma das áreas da saúde com extrema exclusão social.

Para o Ministério da Saúde, até fins do século XX, apenas algumas experiências isoladas ampliavam o acesso e desenvolviam ações de promoção e prevenção, além de atividades curativas mais complexas. Não havia uma política nacional para o setor, e as consequências disso podem ser claramente evidenciadas pelas péssimas condições de saúde bucal da população brasileira demonstradas nas pesquisas realizadas pelo MS nos anos de 1986, 1996 e 2003.[12]

Já nos anos de 1970, as lutas da sociedade brasileira pela redemocratização do País irão repercutir radicalmente na área da saúde. O movimento sanitário forjado a partir de então, ao propor a superação do antigo modelo assistencial, construiu a proposta denominada "**Reforma Sanitária Brasileira**". Esse processo culminou, em 1986, com a realização da 8ª Conferência Nacional de Saúde (CNS), cujas teses foram acolhidas na Constituição da

SAIBA MAIS

Uma modalidade estatal de produção de serviços odontológicos instalou-se no Brasil no início dos anos de 1950 através do Sesp (Serviço Especial de Saúde Pública), criado em 1942. Foi implementado em Aimorés, MG, e em seguida em vários municípios do Norte, Nordeste e Sudeste. O Sesp é considerado o primeiro programa de odontologia sanitária no Brasil.[10]

República Federativa do Brasil promulgada em 1988. Desde então, a saúde passou a ser considerada como um direito inerente à condição de cidadania, devendo ser garantida pelo Estado, e o caráter igualitário do modelo de Seguridade Social estabeleceu o acesso ampliado aos benefícios sociais.

Posteriormente à Constituição de 1988, surgiu o movimento de luta pela inclusão da saúde bucal no Sistema Único de Saúde (SUS). Fazia-se necessário implantar uma política de Estado que garantisse o **acesso universal** aos serviços odontológicos objetivando uma mudança no modelo assistencial até então vigente, cuja hegemonia era dada por práticas curativistas e mercantis. Em decorrência disso, forças democráticas que defendiam a saúde bucal como direito de cidadania aglutinaram-se em um projeto comum visando à superação da exclusão prevalecente.[13]

Desse modo, somente a partir dos anos 2000, 12 anos após a criação do SUS, as Equipes de Saúde Bucal (eSB) foram introduzidas no Programa Saúde da Família.[14] Já a formulação de uma Política Nacional de Saúde Bucal (PNSB) – também conhecida como "Brasil Sorridente" – data de 2004, quando, finalmente, o Ministério da Saúde propõe ampliar o atendimento e melhorar as condições de saúde bucal da população brasileira. Em 2002, existiam 4.261 eSB e 16.698 Equipes de Saúde da Família (eSF).[15]

Segundo as diretrizes da PNSB,[16] a reorientação do modelo adota como eixo o conceito do cuidado, respondendo a uma concepção de saúde centrada não somente na assistência aos doentes, mas, sobretudo, na promoção da boa qualidade de vida e na intervenção sobre os fatores de risco. A ampliação das ações programáticas e o desenvolvimento de ações intersetoriais se expressam na construção de "políticas saudáveis" – acesso à água tratada, incentivo à fluoretação das águas, uso de dentifrícios fluoretados e garantia de acesso a cuidados odontológicos básicos apropriados para todos –, objetivando o desenvolvimento de estratégias voltadas a todas as pessoas da comunidade.

Também no âmbito da PNSB e sob o argumento de reorientação da atenção secundária, desde 2004 vêm sendo implantados os Centros de Especialidades Odontológicas. Dados do Ministério da Saúde[15] mostram que, após a implantação dos Centros, houve um aumento de 250% nos **procedimentos especializados**; se em 2003 eles equivaliam a 3,3% do total de procedimentos realizados em saúde bucal, em 2008 esse percentual atingiu 11,5%.

Contudo, ainda há uma grande distância entre as coberturas ofertadas pelas Equipes de Saúde da Família e aquelas das Equipes de Saúde Bucal. Em março de 2010, enquanto existiam 30.782 eSF, eram 19.349 as eSB implantadas.[15] Entretanto, o acesso aos serviços ofertados não corresponde à expansão das eSB verificada no período, e não são poucas as situações nas quais as ações assistenciais realizadas são inadequadas.

Apesar de serem evidentes os números que demonstram o consumo crescente de serviços odontológicos, persiste um padrão notável de desigualdade no acesso. Assim, em pleno século XXI, têm-se 28 milhões de brasileiros que nunca visitaram um dentista, somados a outro grande contingente de mutilados/desdentados, o que pode ser constatado pelos dados da Pesquisa Nacional de Amostras por Domicílios (PNAD), de 1998 e 2003, analisados por Pinheiros e Torres.[17] Tais dados revelam que 15,9% da população brasileira nunca foi ao dentista.

Essas autoras mostraram que a diminuição detectada no período (18,7% para 15,9% no percentual dos que nunca foram ao dentista) não aconteceu em todos os Estados do País; em alguns deles, houve até mesmo um aumento desse percentual (em Rondônia, 12,7%; no Amapá, 7,5%; no Amazonas, 5,8%; em Alagoas, 3,8%; em Pernambuco, 0,5%). Entre as macrorregiões do País, a redução também ocorreu de forma desigual, evidenciando as iniquidades no acesso aos serviços de saúde bucal.

Decorre dessa ausência assistencial e da predominância de ações mutiladoras o fato de somente 10,23% da população brasileira entre 65 a 75 anos possuir 20 dentes ou mais, quando a meta preconizada pela Organização Mundial de Saúde é de, no mínimo, 50%.[18]

O último levantamento de saúde bucal, realizado em 2010, quando comparado com o levantamento anterior, de 2003, acena para algumas melhorias nos indicadores: a redução do número de dentes afetados pela cárie aos 12 anos, de 2,78 para 2,07; e a diminuição do ataque de cárie em crianças de 5 anos, de 2,8 dentes afetados para 2,43.[19]

Entretanto, alguns dados carecem de uma interpretação mais cuidadosa antes de se atestar o adequado desempenho das eSB, como se demonstra a seguir: a proporção de dentes com cáries não tratadas em crianças de 5 anos manteve-se no mesmo patamar de 80%; entre adolescentes de 15 a 19 anos, a média de dentes afetados foi de 4,25, mais que o dobro do número médio encontrado aos 12 anos (2,07).[19]

Já no que diz respeito aos adultos e idosos, a redução no ataque de cárie foi menos significativa, tendo em conta o caráter cumulativo das sequelas da doença. Porém, na faixa etária de 65 a 74 anos, por exemplo, praticamente não houve alteração no CPO-D, uma vez que a média para o País foi de 27,5 em 2010, e de 27,8 em 2003, sobretudo devido ao componente "extraído".[19] Ou seja, esses dados refletem o acesso ainda restrito aos serviços odontológicos, além de indicarem a persistência das práticas de natureza mutiladora.

SAIBA MAIS

O índice CPO-D foi inicialmente aplicado por Klein e Palmer[20] em pesquisas epidemiológicas envolvendo crianças indígenas nos EUA. Esse índice teve seus critérios metodológicos de registro, tabulação e análise revistos por esses autores posteriormente, em 1940. Ele foi desenvolvido para medir experiência de cárie na dentição permanente da população infantil, no qual foi registrado o número de dentes "cariados", "perdidos" e "obturados" em cada criança. O valor resultante, expresso pela somatória do número de dentes permanentes atacados por cárie, configurava o novo índice.[21]

Indiscutivelmente, a conquista da PNSB representa um importante avanço no que concerne ao acesso à prestação de serviço público odontológico no Brasil, que historicamente excluiu milhões de brasileiros da atenção à saúde bucal. Tal conquista é de grande peso e estima; entretanto, faz-se necessário não perder de vista a experiência histórica do SUS, a qual tem demonstrado, inequivocamente, não constituir a disponibilidade do instrumento legal uma garantia para seu cumprimento.

O MODELO LIBERAL E EMPRESARIAL DO EXERCÍCIO PROFISSIONAL

No Brasil, o modelo de exercício liberal da profissão característico da odontologia, desde suas origens até os dias correntes, tem sofrido transformações importantes oriundas da forma como as atividades de mercado passaram a influenciar as práticas das profissões de saúde de um modo geral. De maneira similar à descrita para a medicina e para os médicos, os cirurgiões-dentistas, originalmente e até a segunda metade do século passado, eram predominantemente proprietários de seus locais de trabalho e definiam em espaços privados as normas que regiam suas relações com a clientela.

PARA PENSAR

A presença de especialistas é um fenômeno que se apresentará a partir da segunda metade do século XX. Até esse momento o arsenal de equipamentos e de material médico-hospitalar era bastante restrito.

A designação de prática científica[2] tal como hoje lhe é conferida ocorrerá a partir da metade do século XX e corresponde ao desenvolvimento dos cursos de graduação e pós-graduação, assim como à emergência de grupos de pesquisa em todo o País. Em 2008, foram contabilizados 197 cursos de graduação, dos quais 72% estavam em instituições privadas. Já os cursos de pós-graduação *lato sensu*, criados a partir dos anos de 1950, formaram até hoje 53.679 cirurgiões-dentistas, registrados no CFO com pelo menos uma especialidade. Essa atividade se expandiu, sobretudo, nas últimas três décadas, quando foram titulados aproximadamente 50 mil especialistas, o que corresponde a 25% dos dentistas em atividade. Em relação aos cursos de pós-graduação *strictu sensu*, somam 84 os atualmente registrados na Capes.[22]

O empresariamento do setor ocorre a partir dos anos de 1970, via aparecimento progressivo das operadoras de planos de saúde, as quais passam a regular e a normatizar o exercício profissional. As relações de mercado que se estabelecem a partir de então irão instituir outro modo de prática da odontologia, que passa a ser dominado pelo caráter individualista, curativista, tecnificado e subespecializado da profissão.

Narvai,[11] em um dos primeiros estudos sobre o desenvolvimento da odontologia no Brasil, define as principais características do que denomina "**odontologia de mercado**": ineficaz, ineficiente, descoordenada, mal-distribuída, de cobertura baixa, com enfoque curativo, monopolista, mercantilista e inadequada no preparo dos recursos humanos.

O caráter mercantilista se explicaria pelo fato de a odontologia tratar a saúde como um bem de troca, sujeito às leis econômicas, não só no campo da iniciativa privada, como também da pública, ao estimular a compra de serviços.[11] Para Botazzo,[1] "critica-se na profissão o seu mercantilismo, o seu elitismo e o pronunciado gosto pela superfície do seu objeto."

Também não se pode ignorar o apelo à incorporação tecnológica dessa prática e os interesses das empresas produtoras de equipamentos e materiais odontológicos. Nas palavras de Narvai:[11]

> Milhões de dólares são movimentados anualmente no Brasil a partir de interesses relacionados às ideias de "odontologia" e/ou "saúde bucal". A produção, distribuição e consumo de uma enorme quantidade de bens e serviços dinamizam uma complexa estrutura que se estende por todo o território brasileiro e tem raízes dentro e fora do País.

Nessa direção, esclarecem Botazzo e colaboradores[6] apesar dos avanços científicos e tecnológicos da odontologia no Brasil, até muito recentemente não foi possível obter melhorias efetivas nos indicadores populacionais das doenças bucais. Para os autores, não se trata de negar a melhoria dos indicadores de saúde bucal; contudo, é preferível afirmar que os índices de cárie diminuíram apesar da odontologia. A compreensão defendida pelos autores é que o desenvolvimento da profissão acontece historicamente sem interferir muito na doença – fato também evidenciado em outros países do mundo e esclarecido por Nadanovisky e Sheiham.[23]

A entrada dos planos e seguros de saúde no mercado nacional consolidou o que hoje se denomina de **setor suplementar**. Desde os primeiros arranjos que emergiram nos anos de 1970 até a complexidade organizacional que se pode detectar atualmente na conformação desse setor, a política de saúde tem-lhe assegurado um conjunto de prioridades sob a forma de inúmeros incentivos, em particular de diversos subsídios fiscais, conforme se encontra na literatura específica.

A assistência odontológica muito precocemente manifesta sua adesão ao novo modelo de prestação de serviços e, desde então, vai-se progressivamente configurando um subsistema privado adscrito às empresas que despontavam no mercado. A Uniodonto – Sociedade Cooperativa de Serviços Odontológicos – por exemplo, ainda hoje dominante entre os planos odontológicos, data de 1972, quando "foram realizados inúmeros credenciamentos e convênios para a compra de serviços de terceiros em detrimento da expansão dos serviços próprios do Estado".[24]

Quanto à expansão dos planos odontológicos no Brasil, Costa e Alves[25] demonstram que, em março de 2011, havia, aproximadamente, 62 milhões de vínculos a planos privados de saúde, o que corresponde à soma dos vínculos de planos médico-

> **ATENÇÃO**
>
> Segundo a Agência Nacional de Saúde (ANS), as modalidades atuais de operadoras de planos odontológicos são odontologia de grupo, cooperativa odontológica, autogestão, administradora de serviços, operadora de plano médico que também oferte o produto odontológico e seguradora.[26]

hospitalares exclusivamente odontológicos e de planos médico-hospitalares combinados com odontológicos. Desse total, 19,2 milhões tinham cobertura odontológica, sendo 15,3 milhões de vínculos a planos com cobertura exclusivamente odontológica e 3,9 milhões a planos com cobertura odontológica combinada com algum tipo de cobertura médico-hospitalar.[27]

De acordo com o cadastro de beneficiários da Agência Nacional de Saúde Suplementar, em dezembro de 2011, um quarto da população brasileira (25%) era coberta por planos de assistência médica; já a cobertura por planos odontológicos correspondia a 8,8%.[27]

Proporcionalmente, o segmento odontológico foi o que mais cresceu em números de vínculos nos últimos anos, acumulando uma evolução de aproximadamente 450% no período entre dezembro de 2000 e março de 2011. Um dos motivos é que sua entrada nesse mercado iniciou-se mais tardiamente do que o segmento médico-hospitalar, o qual, no mesmo período, cresceu aproximadamente 50%. No ano de 2011, por exemplo, o crescimento do setor odontológico foi de 14,8%, enquanto o do setor médico foi de 4,2%.[25]

Costa e Vieira,[28] em seu estudo sobre as variáveis estruturais que podem explicar a dinâmica e o crescimento dos planos odontológicos no mercado, apontam a mudança no perfil do profissional e da profissão odontológica, o sofrível acesso da população aos serviços de saúde bucal, o baixo gasto das famílias com despesas por desembolso direto para a assistência odontológica e o significativo peso dos gastos com planos privados de assistência à saúde.

Esses autores, entretanto, ao tomar como variáveis estruturais a mudança no perfil do profissional e da profissão odontológica para explicar o crescimento do mercado de planos e seguros, invertem a questão da determinação, pois seria ele próprio o agente causal do problema. Isto é, a força de determinação estaria no polo mercado, o qual passou a ditar as mudanças profundas que se processaram no interior da prática odontológica.

Outro fator que pode explicar o crescimento do número de empresas de planos de saúde odontológicos seria o ritmo acelerado do crescimento da oferta de profissionais dentistas que veem no empresariamento a possibilidade de permanecerem inseridos no mercado.[28] Isso porque a baixa sustentabilidade econômica do modelo liberal da profissão, representado por consultórios particulares, tem levado os profissionais a criar mecanismos de permanência nesse mercado.[29]

É importante destacar que a realização dos interesses de uns e, outros – dos profissionais e das operadoras – depende em grande parte da dinâmica da economia, ou seja, em períodos de maior oferta de postos de trabalho, a sociedade pode dispor de mais recursos para o pagamento de assistência privada em saúde.

Ainda de acordo com as análises do estudo de Costa e Vieira,[28] o mercado de planos odontológicos é pulverizado e multifacetado, uma vez que compreende operadoras das mais variadas formas de organização societária, que vão desde grandes conglomerados ligados a *holdings* até modestas associações sem fins lucrativos ou órgãos internos de empresas que atuam em outros setores. Essa pluralidade confere um acentuado grau de desigualdade quanto ao porte econômico das operadoras.

Ao mesmo tempo, é uma decorrência e expressão das diferenças de renda da sociedade, no sentido de que os custos com a mercadoria a ser ofertada – a assistência odontológica – devem estar em consonância com o também muito diversificado poder de compra da sociedade.

Uma característica marcante do segmento de planos exclusivamente odontológicos é sua alta concentração, evidenciada pelo fato de que as duas maiores operadoras existentes no mercado nacional detêm 37% dos beneficiários, mesmo considerando-se que são menores as barreiras regulatórias à entrada dessas operadoras no mercado em comparação, por exemplo, com o segmento médico-hospitalar.[27]

Os dados disponibilizados pela ANS demonstram que o mercado dos planos odontológicos está em plena expansão, sendo esse modelo o propugnado pelos defensores do modelo empresarial odontológico. Para esta Agência, enquanto a liquidez corrente das operadoras médico-hospitalares manteve-se estável no último trimestre de 2011, quando atingiu o patamar de 1,16 bilhão, o valor no segmento odontológico foi de 1,82 bilhão.[27]

Nesse momento em que o emprego no Brasil se apresenta com as taxas mais elevadas da última década,[30] esses resultados podem enganosamente serem apresentados como se o setor dos planos e seguros de saúde dispusesse de um caráter promissor endógeno, autônomo, o que efetivamente não ocorre. Como todo investimento, estar em alta ou em baixa equivale apenas a condições de bens de mercado, cuja oferta e aquisição dependem da oscilação da economia em geral e do quanto a população pode destinar para comprar bens de saúde.

Similarmente ao que acontece com a assistência médica, também no âmbito da odontologia, nas últimas duas décadas, vem se desenvolvendo outro arranjo de prestação de serviços, as denominadas "**clínicas populares**". Atualmente em franca expansão, parecem responder à necessidade de ampliação de postos de trabalho no mercado privado, nesse caso desvinculadas de intermediação de operadoras.[26]

Nessa condição, os dentistas se colocam como prestadores de serviços, por vezes contratados ou, eventualmente, fazendo parte do grupo proprietário da organização, que pode, ou não, contar com odontólogos. São, em grande número, recém-formados, que atendem à maioria das especialidades e são remunerados com um percentual sobre o valor dos procedimentos realizados, o qual gira em torno de 30%.

Para a Agência Nacional de Saúde, os profissionais contratados receberiam incentivos para acelerar os tratamentos e induzir pacientes a realizar procedimentos desnecessários,[26] questão esta que precisa ser investigada.

As questões abordadas neste texto demonstram que no Brasil um número significativo de cirurgiões-dentistas vem aderindo ao modelo empresarial da profissão, e que essa adesão é decisiva para a permanência no mercado privado. Restaria indagar se o fazem por estratégia de sobrevivência e da competição própria à dinâmica dos mercados, ou se por uma negação dos princípios éticos contidos no SUS que propõem a responsabilidade do Estado na oferta de serviços e de pessoal próprio.

Considerando que os profissionais de saúde nem sempre realizam essas escolhas autonomamente, não seria prudente se posicionar sobre esses aspectos sem levar em conta os rumos da política nacional de saúde. Ou seja, é importante esquadrinhar as tendências de privatização que se evidenciam na gestão do SUS, para então compreender o modo como os profissionais de saúde vêm se inserindo no mundo do trabalho.

Em nome da técnica e da política, é constrangedor constatar que, para uma disponibilidade de 219.575 profissionais cadastrados no Conselho Federal de Odontologia (CFO), representando 19% dos dentistas em escala global,[22] a grande maioria da população brasileira tenha chegado ao século XXI com péssimas condições de saúde bucal e com uma grande restrição de acesso aos serviços públicos odontológicos. Essa constatação não desqualifica a odontologia em si, mas impõe um reposicionamento dos profissionais e da sociedade sobre as prioridades das políticas públicas que continuam privando milhões de indivíduos do acesso a uma condição de saúde bucal adequada e funcional.

Nos caminhos da humanização

SAULO CABRAL DOS SANTOS
MÁRCIA M. DANTAS CABRAL DE MELO
ANA CLÁUDIA ARAUJO

INTRODUÇÃO

Desde a origem do *Homo sapiens*, há cerca de 150 mil anos,[1] nenhum período de tempo demonstrou tamanho **desenvolvimento científico e tecnológico** como nos últimos 150 anos. Descobertas como a eletricidade, o magnetismo, as bactérias, o inconsciente, e invenções como o telefone, os radares, os computadores, a internet, os *microchips*, os transplantes de órgãos, a anestesia, etc., promoveram uma verdadeira revolução na forma de viver do indivíduo e das coletividades sobre o planeta, facilitando o acesso à informação, aumentando a expectativa de vida e encurtando distâncias. Contudo, as relações humanas ainda permanecem repletas de dificuldades, agressões, rejeições e indiferenças, perpetuando o sofrimento psíquico das pessoas. A depressão se situa entre as principais causas de ônus entre todas as doenças, e as perspectivas são ainda mais sombrias.[2]

No século XVII, mais precisamente em 1637, René Descartes publica o *Discurso do método*,[3] em que imprime a necessidade de se decompor em partes toda questão complexa, buscando o entendimento setorializado; contudo, recomenda que, ao final, uma síntese deva ser executada para se atingir a resolução do problema em pauta. Apesar de não haver consenso quanto à origem da fragmentação do conhecimento, a trajetória de construção do saber trilhou a divisão das ciências em múltiplas áreas, nascendo as especializações, que foram marcantes no século XIX. A odontologia é, consequentemente, fruto desse contexto, que no desmembramento do humano, iniciado pela divisão entre corpo e mente, é fruto de separações subsequentes.

OBJETIVOS DE APRENDIZAGEM:

- Discorrer sobre a importância do processo de humanização da saúde
- Analisar o acolhimento na saúde, como fundamental para estabelecer vínculos entre profissionais e pacientes

Treinados desde a infância para o **olhar fragmentado**, nós, profissionais do mundo, aprendemos a isolar e sermos isolados, pois as disciplinas totalmente segregadas foram a tônica do ensino fundamental e médio. Um som de sirene era o sinal condicionante para se fechar a porta da matemática e abrir a da química ou da história. Na universidade, o sistema disciplinar continua causando transtornos até os dias de hoje, uma vez que ainda é exigido decorar dados de forma quantitativa, sem reflexão de onde, quando, por que e como utilizar esses conhecimentos.

O **profissional de saúde** não está separado deste contexto; sua relação com a pessoa enferma é carregada de fenômenos de despersonalização, tecnicismo exagerado e ausência de uma escuta ativa, caracterizando uma relação de objeto, o que é por si só desumanizante. Nesse caminho, humanizar se tornou imperioso, urgente e necessário, principalmente porque não estamos respondendo às reais necessidades dos indivíduos, e, à medida que cresce a consciência cidadã, esses indivíduos não aceitam mais esse lugar passivo e frio do objeto. Eles desejam falar e ser ouvidos, decidir sobre sua vida e seu corpo e ser atores do processo de construção das suas próprias vidas.

O desenvolvimento do **aparato tecnológico**, que teve um papel importante na descoberta da gênese e tratamento de diversas patologias, trouxe por limites educacionais consequências desumanizadoras, como olhar para as pessoas em sofrimento como "objetos defeituosos ou quebrados", transformando o subjetivo (humano) em objetivo e o singular em massa e promovendo uma perda da identidade pessoal. Esse processo é a **coisificação do sujeito**, instaurada pela relação de objeto, na qual a preocupação é a dor, a diarreia, a hemorragia, ou seja, enfermidades sem rosto, sem nome, desumanizadas.[4]

PARA PENSAR

A preocupação do profissional da saúde é, em geral, uma preocupação específica, direcionada a um determinado órgão ou setor do corpo humano. Ele raramente mostra interesse no estado emocional do paciente.

A **psicossomática** demonstrou exaustivamente a influência das emoções no desencadeamento de patologias orgânicas, e isso não aconteceu recentemente, pois Heinroth introduziu esse termo em 1818. Contudo, a despeito de inúmeras evidências, não é comum o profissional de saúde se preocupar com o estado emocional dos seus pacientes, embora tente demonstrar algumas vezes uma preocupação forte com a patologia de que estes são portadores.

O entendimento do comportamento do cirurgião-dentista enquanto profissional de saúde é importante para balizar a construção ou reconstrução das nossas práticas na direção da resolutividade ou do alívio das aflições daqueles que nos procuram, mergulhados em necessidades aparentemente físicas. É o caso de uma fratura da coroa de um incisivo central superior, que pode carregar consigo uma dimensão subjetiva impossível de se prever ou calcular, por conta da singularidade, da história e das experiências emocionais que são únicas para cada ser humano.

A consequência de todo esse contexto educacional é a não resolução dos problemas da sociedade, por ainda enxergarmos a vida humana de forma estritamente mecânica. No entanto, a mecânica não é suficiente para satisfazer as necessidades e demandas humanas. Ao furar o pneu de um carro, podemos colocar um macaco, remover o pneu, levá-lo ao borracheiro para remendá-lo. O carro ficará onde o deixarmos, por dias, meses ou anos; não reclamará, não sentirá frio ou fome, não fará perguntas sobre o que está ocorrendo, não fantasiará, não se iludirá. Consequentemente, a mecânica responderá de maneira adequada pela ausência de dinâmicas biológica e psíquica que se interinfluenciam e são influenciadas pelo externo. Ao comunicar a um indivíduo que sua prótese dental será levada a um laboratório para ser consertada, sua reação jamais será como a do carro sem pneu. A presença da subjetividade, das representações simbólicas e das relações interpessoais provoca as mais variadas e inesperadas reações. É exatamente diante dessas reações que nós, profissionais de saúde, não estamos preparados para atuar, por termos sidos treinados a vida toda para "trocar pneus". Sabemos perfeitamente qual a melhor resina para se usar no ângulo fraturado do incisivo, qual o melhor fórceps para extrações do molar inferior, onde anestesiar para se fazer uma apicectomia ou remoção de um dente incluso. Contudo, não sabemos lidar quando o paciente está com medo, ansioso, com dor, deprimido, excitado, confuso, indeciso ou impaciente.

O resultado desse encontro entre o profissional fortemente mecânico (técnico) e o indivíduo plural e subjetivo não favorece a construção de projetos de cuidado que visem à promoção da saúde, ao **empoderamento** das pessoas e à sua emancipação. Esse encontro é permeado por várias nuances de acordo com as características psicológicas individuais, com o *locus* desse encontro, se público ou privado, entre outras. Contudo, é a não satisfação bilateral, nem sempre consciente, que predominará como consequência desse choque.

Pelo lado do profissional, podemos destacar desde a escolha profissional, fruto da imposição circunstancial, até falta de clareza do seu papel na saúde. Essa escolha, sempre permeada por inúmeros fatores,[5] será determinante da qualidade do profissional ao longo do seu exercício de atividades. Quando o objetivo primordial da escolha da profissão centra no "ganhar dinheiro", todas as preocupações gravitam em torno dessa meta; o cuidado, o plano de tratamento e as variações terapêuticas permanecem como secundárias. As evidências nos levam a crer que, no setor privado, as insatisfações dos pacientes são ouvidas com atenção pelos profissionais muito mais pelo medo de perder o cliente do que por uma escuta profunda, desejosa de resolver a questão do outro, caracterizando perfeitamente a presença do simulacro.[6] Muitas vezes, esse mesmo profissional demonstra impaciência e aspereza no trato de insatisfações semelhantes ao atender indivíduos de baixa renda do serviço público.

Os pacientes, na sua complexidade sócio-psicológica, ao apresentar suas aflições, necessitam de acolhimento, escuta ativa e amparo. As organizações sociais detectaram as desigualdades nas relações entre os indivíduos, e os governos populares e democráticos trabalham para o empoderamento da sociedade, que se dá pela conquista plena dos direitos de cidadania, ou seja, capacidade de o autor individual ou coletivo usar seus recursos econômicos, sociais e culturais para atuar com responsabilidade no espaço público, na defesa de seus direitos, influenciando as ações do Estado na distribuição dos serviços e recursos.[7]

Empoderamento

É um processo em que uma coletividade adquire poder à medida que fortalece laços de coesão, capacita-se e habilita-se para promover seu autodesenvolvimento.[8]

PARA PENSAR

Não é apenas o remédio que resolve a problemática humana, até porque existem patologias que não são curáveis; todos os indivíduos, sem exceção, podem e devem receber cuidados.

Nesse descompasso entre os profissionais mecanicamente formados e os indivíduos afetivamente desprezados emerge a imperiosa necessidade de **modificação da formação profissional**. O sistema educacional brasileiro deu um importante passo quando aprovou a lei de diretrizes e bases da educação nacional em 1996.[9] A escola reconstrói paulatinamente seu papel, tornando-se espaço de participação social, estímulo ao respeito às diferenças étnicas, religiosas e sexuais, fortalecendo os princípios democráticos e, consequentemente, a formação da cidadania. Nesse processo, outras instâncias, como a mídia, por exemplo, sedimentaram algumas dessas concepções, por uma demanda quase que inata da melhoria da qualidade das relações humanas no Brasil.

A possibilidade de estimular a população marginalizada a vislumbrar um processo de transformação social sustentado pela capacidade social em que o próprio povo constrói seu futuro, aproveitando para ele os ensinamentos de sua experiência histórica e os recursos reais e potenciais de sua cultura,[8] choca-se com o autoritarismo histórico dos profissionais de saúde, que se consideram a única fonte de "salvação" daquele que sofre. Sozinho, o profissional da saúde tenta definir do que o outro precisa e o que deve ser feito. O encontro desses dois campos de necessidade, o campo do doente e o campo do profissional de saúde, configura uma luta de poder, na qual o que sofre na maioria das vezes se submete pela sua condição de vulnerabilidade física (enfermidade) ou psíquica (baixa autoestima). Essa submissão circunstancial chancela o autoritarismo do profissional.

Humanizar

Existem várias definições para a palavra humanizar, que podem ser sintetizadas em "tornar-se mais humano, menos cruel ou menos severo".[10] Contudo, só se humaniza o que está ou foi desumanizado.

A humanização da saúde, portanto, parte do desafio da reversão desse quadro, que não pode mais ser desprezado ou protelado, principalmente pelas universidades, cuja missão contemporânea é estarem engajadas na redução das desigualdades sociais e na produção tecnológica contextualizada locorregionalmente, assumindo a responsabilidade pela formação profissional e pelas instituições de saúde, que lidam diretamente com os anseios da população e seu crescente e irreversível empoderamento.

A desumanização precisa ser entendida para não repetirmos os mesmos equívocos do passado e mais rapidamente caminharmos para a transformação que deverá trazer melhor relação entre as pessoas no transcurso das estradas da vida.

HUMANIZAÇÃO NA SAÚDE

Para humanizar a saúde, várias frentes de trabalho precisam ser empreendidas: na formação do profissional, na gestão e nas instituições de serviço.

Precisamos entender que para formar profissionais humanizados é condição fundamental termos docentes humanizados, o que foge da realidade das nossas academias. Uma nova relação professor-estudante precisa ser construída, desprovida de verticalização e autoritarismo, em que o professor se preocupe com as condições de seus estudantes e cuide de cada um diante de suas dificuldades, limites, medos e anseios. Um registro do desinteresse por parte dos professores nas experiências de estresse vividas pelos alunos ao longo do curso foi bem realizado por Alexander e Haldane.[11] Eles consideraram o pressuposto de que a escola médica como sistema e os professores como indivíduos constituem-se modelos de identificação para os estudantes; eles também sublinharam a ambiguidade entre o processo de treinamento indiferente ao aluno e a ênfase no discurso do cuidado e consideração com os pacientes.

Os estudos da prática da docência universitária revelam uma deficiência no domínio do campo educacional por parte dos professores do ensino superior, resultado da falta de preparo específico no campo pedagógico.[12-14] O professor de saúde precisa ser "um profundo conhecedor do assunto que deve ensinar, como se apenas esse aspecto assegurasse sua competência didática", havendo um desprezo pelos conhecimentos e qualificações pedagógicas dos docentes.[15] Consequentemente, provas descabidas com funções punitivas, agressões verbais, violências de toda ordem, imposições autoritárias e arbitrárias são uma constante nos cursos superiores por parte de professores carentes de capacitação e readequação emocional.

Para se conseguir que a humanização floresça, é preciso mudar as formas de pensar, de modo que o ensino analítico capacitatório ocupe o lugar da tradicional decoreba reprodutivista. Não se humaniza uma máquina, nem se humaniza uma mente habituada apenas a memorizar e reproduzir.

Na odontologia, é fundamental o entendimento da representação que esse local específico de trabalho (a boca) tem para cada sujeito, pois trata-se de um lugar profundamente íntimo da pessoa, recheado de condições simbólicas inscritas no inconsciente e na história psíquica do indivíduo.[16]

ATENÇÃO

O desafio da formação profissional é implantar a prática reflexiva e crítica nos cursos de saúde, para que se saiba não apenas o que fazer diante de um problema bucal, mas a **quem** esse problema pertence.

HUMANIZAÇÃO NO SUS

Ao longo do desenvolvimento do Sistema Único de Saúde (SUS) nesses últimos 24 anos, foram muitos os desafios enfrentados pelos diferentes atores sociais envolvidos na construção de um sistema de saúde público de caráter universal, integral e equânime, visando à melhoria da qualidade de vida da população brasileira.

Entre os avanços destacam-se:[17]

- O intenso processo de descentralização da gestão dos serviços de saúde para os municípios;
- A promoção da participação social para interferir na formulação de políticas de saúde e no controle do desempenho do sistema;
- A redução de importantes indicadores de saúde.

No que se refere à universalização do acesso, o SUS aumentou amplamente a cobertura aos cuidados de saúde para grande parte da população brasileira, a exemplo das medidas para a expansão da Atenção Básica e das ações de assistência odontológica, com a inclusão das Equipes de Saúde Bucal nas Equipes de Saúde da Família, cuja expansão foi acelerada a partir de 2004.[18,19] Entretanto, a essas conquistas se acoplam à insatisfação dos usuários e dos trabalhadores de saúde quanto ao acesso oportuno e à qualidade da assistência prestada em diferentes pontos da rede de atenção do SUS.

Entre os aspectos considerados desfavoráveis para a legitimidade do sistema junto à população destacam-se as longas filas de espera, o desrespeito no atendimento das demandas trazidas pelos usuários, seja na recepção dos serviços ou no atendimento profissional impessoal, o precário sistema de coordenação do cuidado, com pouca responsabilização pelo caminhar dos sujeitos na rede de atenção, entre outros. Do ponto de vista dos profissionais, são relatados problemas de condições de trabalho, equipamentos, logística, apoio institucional, capacitação e baixa remuneração, bem como a precarização dos vínculos empregatícios. Esses fatores, entre outros, repercutem na desmotivação e desvalorização do trabalho público na área da saúde.[20,21]

Os impedimentos para promover o acesso aos serviços públicos de saúde de maneira ampla e oportuna são atribuídos, em parte, ao modelo de gestão, ao subfinanciamento do setor e à persistência do modelo de atenção tradicional, que reduz a ação em saúde à dimensão biológica, curativa e individual em associação à priorização da ação médica e hospitalar com difusão da medicalização da vida.

Sob a égide desse modelo assistencial, são dificultadas as transformações necessárias para a construção de processos e modos de trabalho com integralidade, equidade e usuário-centrado. Segundo Deslandes,[21] frequentemente, em nome de uma rigorosa prática tecnicista, com imposição de normas, valores, prescrições e tecnologias, muitas vezes inadequadas e iatrogênicas, exerce-se uma submissão dos usuários de forma acrítica, impedindo o alcance da autonomia e do autocuidado em saúde, na perspectiva da humanização da saúde.[22]

Apesar disso, "no SUS que dá certo",[20] avança-se na implementação de um modelo de atenção à saúde democrático, integral, multiprofissional e interdisciplinar, centrado na família e na comunidade, para abordar o sujeito singular de modo contextualizado, com acolhimento, vínculo e humanização das práticas de saúde. Nesse modelo se prioriza a promoção intersetorial da saúde, a integração dos serviços por meio de uma rede de atenção organizada com os fundamentos na Atenção Primária à Saúde e da Vigilância da Saúde e em sintonia com as referências e orientações da Comissão Nacional sobre Determinantes Sociais da Saúde, para abordar amplamente as múltiplas causas dos problemas do setor.[17,23,24]

A partir dessas opções técnico-políticas e tendo como imagem-objetivo a garantia da cidadania e o alcance da satisfação dos usuários e dos profissionais, políticas e programas foram delineados a partir de 1998 com o intuito de institucionalizar a humanização nas práticas de

LEMBRETE

O modelo biomédico tem reflexo na fragmentação do cuidado, expressa muitas vezes nos atendimentos rápidos, voltados à queixa-conduta e centrado em procedimentos dirigidos a um conjunto de órgãos e membros, em detrimento de uma abordagem mais ampla, para além da doença, com visão biopsicossocial.

saúde. Em 2004, para ampliar e qualificar essas ações, objetivando instaurar um novo modo de pensar e organizar as práticas de saúde em toda a rede de atenção e gestão do SUS, foi publicada a **Política Nacional de Humanização da Atenção e da Gestão do SUS** (PNH). Esta tem o propósito de ser uma política transversal, com capilaridade para fomentar a democratização das relações que envolvem a gestão e a atenção e obter mudanças nos modos de cuidar e gerir a saúde, os quais são indissociáveis.[24,25]

A potência dessa política assenta-se em valores, princípios e diretrizes (Quadro 2.1) que pretendem induzir um modo peculiar de intervenção sobre as práticas de saúde, privilegiando a comunicação e o estabelecimento de vínculos solidários entre os diferentes sujeitos envolvidos na gestão e na atenção à saúde.

> **ATENÇÃO**
>
> O foco principal da Política Nacional de Humanização da Atenção e da Gestão do SUS são as necessidades dos cidadãos, a valorização dos trabalhadores e suas relações sociais no trabalho.

QUADRO 2.1 – Princípios e diretrizes da Política Nacional de Humanização

Princípios
- Transversalidade da Política
- Indissociabilidade entre as práticas de gestão e atenção
- Protagonismo, autonomia e corresponsabilização dos sujeitos e coletivos

Diretrizes
- Acolhimento
- Gestão participativa e cogestão
- Clínica ampliada
- Ambiência e valorização dos trabalhadores
- Defesa dos direitos dos usuários

Dessa maneira, espera-se inibir atitudes e práticas desumanizadoras e incentivar, em todos os espaços de produção da saúde, a dimensão cuidadora de amplitude coletiva-individual e singular.[24,25] Essas inovações, portanto, vêm ao encontro das antigas demandas na saúde e, mais recentemente, foram explicitadas na Política Nacional de Atenção Básica, publicada em 2011.[23] Esta política busca introduzir, no cotidiano dos serviços, os "princípios da universalidade, da acessibilidade, do vínculo, da continuidade do cuidado, da integralidade da atenção, da responsabilização, da humanização, da equidade e da participação social", visando o alcance da autonomia, do protagonismo e da corresponsabilidade entre gestores, trabalhadores e usuários nesse novo agir compartilhado na saúde.

A Atenção Básica considera o sujeito em sua singularidade e inserção sociocultural, buscando produzir a atenção integral. Nesse âmbito, aposta-se em processos de trabalho comprometidos em abordar a multidimensionalidade dos processos saúde-doença apresentados pelos sujeitos de uma determinada população – com o reconhecimento da dimensão intersubjetiva que todo ato ou encontro de produção da saúde é conformado e que carece de práticas humanizadas. Para tal fim, as demandas trazidas pelos usuários devem ser recebidas com acolhimento e com uma escuta qualificada, na perspectiva da alteridade, visando à elaboração de projetos de saúde singulares para sujeitos de direitos respeitados em suas necessidades emocionais, socioculturais e de saúde.[26]

O **objetivo**, portanto, é a instauração de um processo de cuidado produzido de maneira compartilhada entre o profissional e o usuário e/ou entre as equipes de saúde e os sujeitos coletivos de um contexto determinado. A intenção é aumentar a emancipação dos sujeitos para tomar decisões e exercer controle sobre suas condições de saúde e os modos de viver a vida.[22]

Para a sua atuação, a PNH propõe arranjos de trabalho para intervir sobre a estrutura e os processos referentes à organização do trabalho e às orientações clínicas – enfatizando o caráter ético, político e estético desse novo fazer e agir em saúde. Assim, a política tem como diretrizes o acolhimento, a gestão participativa e a cogestão, a clínica ampliada, a ambiência e a valorização dos trabalhadores.

O ACOLHIMENTO

Alguns autores consideram o **acolhimento** na saúde como um ato de "receber" o usuário calorosamente ao iniciar o encontro, transmitindo receptividade e interesse. Entretanto, mais do que isto, acolher deve representar intencionalidade de ações.

Nesse sentido, o acolhimento na saúde é compreendido como um processo inter-relacional que solicita o diálogo entre trabalhadores de saúde e usuários para instaurar uma sequência de atos e modos de atuar que permitem intervenções humanizadas e o estabelecimento de vínculo entre usuário e profissional ou entre equipes e coletivos de usuários, buscando a produção de projetos de vida. Sem **acolher** e **vincular** não se concretiza a responsabilização e, tampouco, a otimização tecnológica para a produção de ações e cuidados integrais que favoreçam a conquista de graus de autonomia do usuário com relação ao serviço e em sua vida cotidiana.

Por conseguinte, para a humanização dos serviços de saúde, o acolhimento assume alta relevância e centralidade por buscar racionalidades, métodos e teorias apropriadas para acolher a todos em suas diferenças, dores, alegrias, modos de viver, sentir e estar na vida.

Com essa intenção, a PNH destaca os seguintes princípios para a diretriz **acolhimento**:

- Acesso inteligente;
- Escuta qualificada;
- Avaliação de risco e vulnerabilidade;
- Construção de vínculo e responsabilização/resposta positiva;
- Multiprofissionalidade;
- Interdisciplinaridade.

LEMBRETE

A PNH defende que humanizar as práticas de saúde significa, também, "ofertar atendimento de qualidade aliado aos avanços tecnológicos com acolhimento, como melhoria nos ambientes de cuidado e das condições de trabalho dos profissionais".

Dessa forma, o acolhimento, ao ser implementado, possibilita a captação das necessidades de saúde manifestadas pelo usuário e, consequentemente, **dispara** um processo de trabalho concretizado em ações com potência para responder de forma resolutiva aos problemas demandados. Pretende-se, assim, inverter a lógica de organização e funcionamento dos serviços de saúde no sentido de receber a demanda espontânea e/ou programática e os casos agudos, segundo o critério de risco e vulnerabilidade, e se corresponsabilizar por eles de modo integral e por linhas de cuidado. Alguns pressupostos devem ser considerados, tais como:

- Atender todos aqueles que procuram os serviços de saúde, garantindo a acessibilidade universal. Dessa forma, almeja-se instaurar a dimensão cuidadora, que consiste em acolher e escutar para responder aos anseios e necessidades de saúde trazidas com humanização, segundo critério de risco e vulnerabilidade biopsicossocial;
- Reorganizar o processo de trabalho, deslocando o eixo central do médico para as equipes multiprofissionais, de forma que os diferentes profissionais sejam copartícipes da produção do cuidado a ser oferecido ao usuário demandante em qualquer ponto da rede de atenção. A consulta médica será requisitada apenas nos casos em que ela se justificar. Agindo assim, aumenta-se enormemente o potencial de resolutividade do serviço e da satisfação de todos. Nesse sentido, as equipes de acolhimento serão conformadas para receber bem o usuário e ouvi-lo atentamente, comprometendo-se a resolver seu problema de saúde de forma compreensiva e solidária;
- Qualificar a relação trabalhador-usuário. Essa é a argamassa capaz de unir solidamente os trabalhadores e usuários em torno de interesses comuns para o alcance do vínculo e para a constituição de um serviço de saúde de qualidade, com atenção integral, que atenda a todos e esteja sob o controle da comunidade.

Para operar essas transformações, é fundamental incorporar, no cotidiano dos serviços de saúde, espaços de reflexão que favoreçam contínuas discussões entre os diferentes profissionais acerca das dificuldades, tensões e medos sentidos no estabelecimento de processos de trabalho e nas relações que travam com os usuários. Essas relações entre trabalhador e usuário devem objetivar o estabelecimento de encontros afetivos, nos quais a relação de cuidado (clinicopromocional e preventivo) seja uma experiência de troca com o objetivo de construir planos terapêuticos que abordem amplamente os problemas e as necessidades sentidas pelo paciente. Ou seja, deve-se extrapolar a questão biológica e incluir as dimensões social e subjetiva, com **Clínica Ampliada** ou do sujeito.

Nesses encontros, são operados os processos tecnológicos que se articulam com a constituição de vínculos e dos compromissos em projetos de intervenção, que objetivam atuar sobre problemas/necessidades de saúde, em busca da produção de 'algo' que possa representar a conquista do controle do sofrimento (entendido como doença) e/ou a produção da saúde.

Cuidado em saúde

"Interação entre dois ou mais sujeitos visando o alívio de um sofrimento ou o alcance de um bem-estar sempre mediada por saberes especificamente voltados para essa finalidade".[27]

PARA PENSAR

A prática focada não apenas na doença aumenta a satisfação de todos (usuários, trabalhadores e profissionais) com a produção de cuidados humanizados que buscam uma boa qualidade de vida.

Essa nova práxis contribui efetivamente para que ações desenvolvidas pelo modelo de atenção perseguido pelo SUS sejam implementadas com integralidade e visando ações intersetoriais, atingindo amplamente os determinantes e condicionantes das situações de saúde-doença-cuidado em territórios contextualizados. A finalidade é alcançar a produção de sujeitos protagonistas de uma consciência sanitária percebida como direito a ser conquistado e desenvolvido com controle social.

Por fim, a proposta do acolhimento na produção da saúde, assim como as demais ações selecionadas para induzir a humanização e a melhoria dos serviços, na perspectiva da qualidade de vida dos sujeitos coletivos, deve estar intrinsecamente articulada às demais políticas interessadas em mudar o processo de trabalho dos serviços de saúde e de gestão do SUS.

Na área da saúde bucal, questões discutidas neste capítulo são defendidas pela Política Nacional de Saúde Bucal (PNSB), que vem propondo uma reorganização da atenção em saúde bucal em todos os níveis, norteada pelos princípios e diretrizes do SUS e integrada às proposições e às políticas que estão sendo implementadas para o fortalecimento da Atenção Básica à saúde do País.[23] Essas políticas trazem consigo as propostas de humanização do cuidado para desenvolver as ações e os serviços de saúde. A PNSB tem o conceito do cuidado como eixo estruturante da reorganização das ações de saúde bucal, devendo as mesmas serem guiadas pelos princípios da gestão participativa, da ética, do acesso ao acolhimento, do vínculo e da responsabilidade social.[28]

ATENÇÃO

O SUS necessita de um grande esforço nacional na defesa democrática de seus princípios e diretrizes e na garantia da ampliação do financiamento do setor.

3

Abordagem comunitária da prática em saúde bucal

PAULO SÁVIO ANGEIRAS DE GOES
NILCEMA FIGUEIREDO
GABRIELA DA SILVEIRA GASPAR
RONALD PEREIRA CAVALCANTI

INTRODUÇÃO

Nos anos que sucederam a criação e a implantação do Sistema Unico de Saúde, vários autores têm refletido sobre a prática e a atuação de cirurgiões-dentistas dentro do sistema. Há um consenso de que este profissional deveria pautar suas ações dentro de um modelo de promoção de saúde[1] ou de vigilância à saúde bucal,[2] e a atuação se estenderia a todos os níveis do sistema.[3] No entanto, o lançamento da Política Nacional de Saúde Bucal, em 2004 – com o aumento vertiginoso de equipes de saúde bucal na estratégia de saúde da família, a implantação dos Centros de Especialidades Odontológicas (CEO) e o atendimento odontológico a pessoas com deficiência e no ambiente hospitalar – tem nos obrigado a ir além da compreensão filosófica dessa atuação; tem nos exigido refletir e oferecer um cabedal de instrumentais que possam auxiliar milhares de profissionais a adotarem uma nova prática para sua atuação no sistema.

Esta prática deve estar baseada no arsenal teórico da vigilância à saúde, que requer dos profissionais uma reflexão sobre o controle dos determinantes, riscos e danos à saúde; portanto, a vigilância à saúde deve ser entendida como "uma forma de pensar e de agir, que tem como objetivo a análise permanente da situação de saúde da população e a organização e execução de práticas de saúde adequadas ao enfrentamento dos problemas existentes".[4,5] Consequentemente, terá uma dimensão técnica e uma dimensão gerencial para reunir tecnologias necessárias a sua operacionalização, além de aspectos gerenciais para colocá-la em prática.

OBJETIVOS DE APRENDIZAGEM:

- Perceber o papel dos determinantes sociais na saúde, com consequente associação para a saúde bucal
- Demonstrar os componentes da abordagem comunitária
- Compreender o conceito de vigilância à saúde
- Abordar os comportamentos e estilos de vida relacionados à saúde

A construção deste modelo requererá dos profissionais de saúde bucal uma interpretação constante da situação de saúde bucal da população que estará sob vigilância, e consequentemente a adoção de um novo paradigma: o da "informação para a ação". Esta necessidade tem sido demonstrada em alguns estudos. Baldani e colaboradores,[6] relataram que aproximadamente um terço dos profissionais de equipes de saúde bucal na Estratégia de Saúde da Família usa informação para planejamento.

Em outro estudo, Rocha e Goes,[7] ao comparar as áreas cobertas e não cobertas pelo Programa Saúde da Família (PSF) no município de Campina Grande-PB, concluíram que indivíduos que residiam em áreas não cobertas pelo PSF obtiveram 1,5 vezes mais chance de ter acesso (OR=1.5; IC 95%=1.1-1.9; p=0,004) aos serviços odontológicos quando comparados aos que residiam em áreas cobertas por PSF. No entanto, essa significância desaparece ao ser ajustada por variáveis sociodemográficas. Isso evidenciaria o papel dos **determinantes sociais** em relação ao acesso aos serviços, ainda que em áreas cobertas pela ESF.

Surge então uma necessidade de agregar elementos que dinamizem a prática odontológica – de forma ampla, a saúde bucal – voltada para as necessidades populacionais, juntando aí habilidades e competências clínicas com as complementares que tornam o profissional apto para a abordagem comunitária.

Este capítulo pretende, então, demonstrar pelo menos três dos seis componentes que estamos descrevendo como ciclo de abordagem comunitária (Fig. 3.1), quais sejam: foco nos determinantes sociais de saúde e saúde bucal; diagnóstico socioepidemiológico; planejamento e mobilização e controle social.

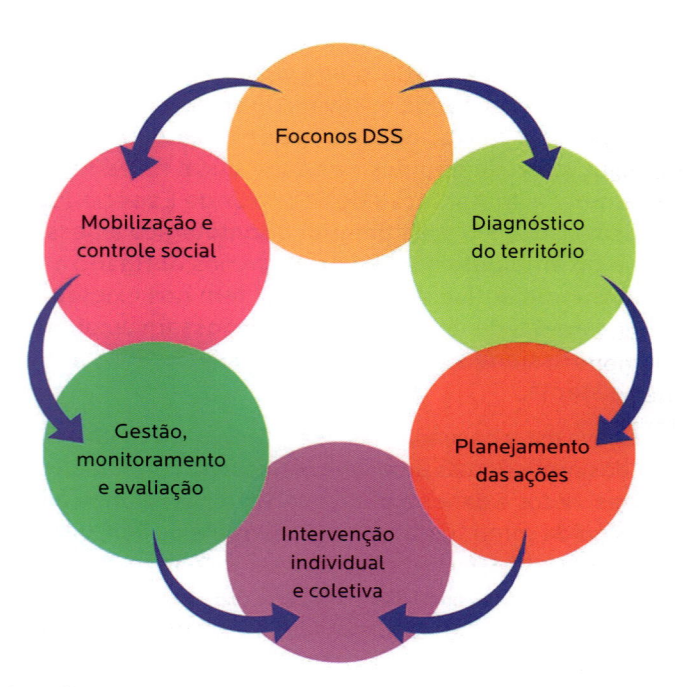

Figura 3.1 – Ciclo de abordagem comunitária de saúde bucal com foco na atenção primária à saúde.

FOCO NOS DDS- DETERMINANTES SOCIAIS DE SAÚDE

A partir da última década do século passado, os trabalhos liderados por Michael Marmot, após o relatório Acheson sobre as desigualdades sociais no Reino Unido, levaram países de diferentes continentes a reconhecer a farta evidência sobre o papel dos determinantes sociais na saúde, com consequente associação para a saúde bucal. Vale a pena ressaltar as importantes contribuições de epidemiologistas sul-americanos na discussão e análise desses fatores, entre os quais estão os trabalhos do equatoriano Jaime Breaite e do brasileiro César Victora.

Não seria inteligente imaginar que esta relação também não estaria presente nos estudos de saúde bucal, sendo rica a produção sobre a relação desses determinantes na saúde bucal, principalmente pelos estudos realizados por vários brasileiros.

A primeira década do segundo milênio vem assistindo à expansão de políticas e programas voltados para populações de maior vulnerabilidade social. No entanto, embora o alvo de várias dessas iniciativas seja, muitas vezes, um mesmo grupo populacional e ocorram em um mesmo espaço, os problemas sociais tematizados são abordados de forma setorializada, fragmentada, carentes de articulação entre si. O próprio modelo de organização do nível federal, excessivamente horizontalizado e com poucas instâncias de articulação interna, produz uma forma de intervenção que tende à competição entre os agentes públicos, à redundância de ações, à ineficiência do gasto público e à baixa qualidade dos serviços prestados à população. Há inúmeros fenômenos que concorrem para a produção das condições de saúde da população e que no Brasil são objeto de programas e ações de órgãos pertencentes a diferentes setores sociais. No entanto, essas intervenções não costumam ser categorizadas como sendo da saúde *stricto sensu* e tampouco costumam ser percebidas, pela população em geral, como determinantes para as condições de saúde. Dessa forma, programas e políticas sociais, embora frequentemente enfatizem sua abrangência intersetorial, apresentam efetividade limitada, não conseguindo atuar adequadamente sobre os mecanismos determinantes das iniquidades em saúde por serem muito limitados no que diz respeito à intersetorialidade.[8]

Pode-se afirmar que existe sólida associação entre indicadores socioeconômicos e saúde bucal da população brasileira em termos de **cárie dental** e suas consequências, como dor e perda dentária. Deve-se ainda considerar que estas doenças provocam um grande impacto em termos de dor e sofrimento, não apenas para o indivíduo, mas para toda sua família, sem falar na ferida que ficou exposta na população brasileira, uma vez que a saúde bucal tornou-se marca biológica da exclusão social, o que só começou a mudar na última década.[9]

Portanto, ao aceitar a tese da determinação social da doença, será necessário incorporar esses achados nas diferentes frentes de atuação dos profissionais de saúde bucal, quando tratam das ações tanto de promoção, quanto de assistência à saúde bucal.

Consequentemente, o primeiro passo para incorporar os DDS na prática diária é mapear as famílias e as áreas de grande vulnerabilidade social nos territórios assistenciais da atenção primária à saúde.

DIAGNÓSTICO SOCIOEPIDEMIOLÓGICO DO TERRITÓRIO

O primeiro passo para a construção do diagnóstico socioepidemiológico será a compreensão do território como um **espaço vivo de atuação**. Este conceito obrigará todos os envolvidos nesse processo a reconhecer os diversos equipamentos incluídos no território e analisar as relações de poder existentes, entre as quais poder político, poder administrativo e poder técnico. Portanto, o processo de territorialização implicará na sistematização do levantamento dos dados existentes para o planejamento, a execução e o acompanhamento das ações a serem desenvolvidas e, consequentemente, monitoradas. Assim, há que se obter um quadro que envolva dados de origem contextuais, e aí teremos 1) as ambientais *per se*, por exemplo, coleta de lixo, acesso à água potável, saneamento básico da área, mananciais de água contaminados, rios e córregos, etc.; 2) as familiares, como estrutura familiar, escolaridade, empregabilidade do chefe do domicílio e acamados; 3) os dados individuais, como os de origem sociodemográfica, comportamental, epidemiológica clínica e autorreferida.

SAIBA MAIS

Existe uma diferença entre dado e informação. O dado é um conjunto de caracterização bruta de uma dada realidade; a informação consiste na sistematização desses dados.

O diagnóstico da área será viabilizado de forma ampla pela Ficha A ou o cadastro das famílias. A esta ficha pode-se adicionar formulários com dados que favoreçam uma área específica, por exemplo, a saúde bucal. A Ficha A trará dados sociodemográficos relacionados à família, sendo possível a caracterização dos grupos por ciclo de vida. Os dados que caracterizarão o domicílio do ponto de vista da sua propriedade como patrimônio e espaço familiar, bem como sua constituição material. Por exemplo, podem-se ter informações do tipo de material de construção, se é própria, alugada ou cedida. Nesta etapa, será possível compreender também as questões ambientais relacionadas ao domicílio, como acesso à água pela rede geral ou poço, destino de dejetos e de lixo.

Ainda no campo contextual, devem-se registrar os equipamentos adicionais presentes no território, como igrejas, escolas, associações, estabelecimentos comerciais, centros sociais urbanos, clubes de mães, lavanderias e cozinhas comunitárias, escolas, creches e sistemas de transportes. Este registro deve ser feito sempre do ponto de vista quantitativo, ou seja, de números, e, no caso das escolas e creches, recomendamos o registro do número de salas, quantidade de alunos e professores. De forma qualitativa, deve-se observar o estado de manutenção, se adequado ou não, bem como os espaços coletivos disponíveis para atividades extras, como reuniões, atividades educativas de grupo, etc. Estes dados permitirão traçar um perfil de possibilidades para atuação comunitária com foco nas ações de promoção de saúde.

Em relação aos dados individuais, os dados da Ficha A servirão para classificá-los por ciclo de vida. Também serão encontrados dados de morbidades autorreferidas e algumas informações clínicas. Em relação à saúde bucal, a grande promessa é a implantação da Ficha D-SB (Fig. 3.2),[10] que traria informações das atividades diárias desenvolvidas no âmbito da odontologia do ponto de vista assistencial, bem como de vigilância à saúde. No entanto, para um quadro mais completo, sugere-se a implantação, pela equipe, da sala de situação de saúde bucal (Fig. 3.3) proposta por Goes e Moyses,[11] em que a equipe alimentará dados mensais, oriundos dos sistemas de informação da assistência odontológica e vigilância à saúde, o qual contém dados registrados mês a mês e dados epidemiológicos que, na visão dos autores, devem ser alimentados a cada dois anos.

Deve-se aqui fazer um registro que, para fins de organização da demanda, dois dados têm sido considerados relevantes: a história de acesso e utilização dos serviços odontológicos e a dor de origem dentária, os quais podem ser coletados de forma adicional.

O passo seguinte da coleta de dados será a sistematização dos mesmos para que possam gerar informações essenciais capazes de auxiliar o aperfeiçoamento do processo de trabalho na atenção primária. Uma das estratégias que vem sendo advogada para realizar esta sistematização é a classificação de risco das famílias assistidas pelas equipes. Neste sentido, algumas escalas têm sido propostas.[12,13]

Considerando que um dos objetivos do Programa Saúde da Família foi reorganizar a atenção básica no país – a qual instituiu a Visita Domiciliar como instrumento diferencial da atuação da equipe multiprofissional do programa – Coelho e Savassi[12] desenvolveram uma escala para estabelecer prioridades na visita por meio da qual poderia se classificar o risco familiar baseado na Ficha A do SIAB. Tal escala se baseia em sentinelas de risco que são avaliadas na primeira visita domiciliar pelo agente comunitário de saúde (ACS).

Outra escala mais específica para a saúde bucal foi desenvolvida por Carnut e colaboradores,[13] a qual foi inicialmente validada considerando-se a presença de cárie dental em crianças oriundas de dois grupos etários específicos: de 3 a 5 anos e de 7 a 12 anos. Ela estava associada a um algoritmo que combinava a escolaridade da mãe com o tipo de moradia da família (Fig. 3.4). O estudo de validação inicial pode demonstrar que a combinação proposta pelo algoritmo inicial está estatisticamente associada aos componentes cariados, obturados e exfoliados para dentição decídua, e com o componente cariado para a dentição permanente. Estudos posteriores têm confirmado que a maioria das famílias dos territórios é de baixo risco social, seguido por médio e alto risco.[14,15]

FICHA D – Complementar		SISTEMA DE INFORMAÇÃO DE ATENÇÃO BÁSICA					
MUNICÍPIO (código): |_|_|_|_|_|_|	SEGMENTO |_|_|	UNIDADE |_|_|_|_|_|_|	ÁREA |_|_|_|	MICROÁREA |_|_|	CBO PROFISSIONAL |_|_|_|_|_|_|	MÊS |_|_|	ANO |_|_|_|_|

FICHA PARA REGISTRO DE ATIVIDADES, PROCEDIMENTOS E NOTIFICAÇÕES

DIAS →																																Total
Tipos de consulta médica	Demanda aguda																															
	Demanda imediata																															
	Cuidado continuado																															
	Urgência com observação																															
Tipos de atendimento do médico e do enfermeiro	Usuário de álcool																															
	Usuário de drogas																															
	Saúde mental																															
Tipos de atendimento do cirurgião-dentista	Primeira consulta Odonológica programática																															
	Escovação dental Supervisionada																															
	Tratamento concluído																															
	Urgência																															
	Atendimento a gestantes																															
	Instalações de próteses Dentárias																															
Encaminhamentos da saúde bucal																																
Atenção secundária em saúde bucal																																
Mercador de saúde bucal																																
Diagnóstico de atenção de mucosa																																

Figura 3.2 – Ficha D – Saúde bucal.
Fonte: Brasil.[10]

Gestão da Prática em Saúde Bucal

USF:				Razão ESB/ESF:								Modalidade:					
Natureza	Indicadores	Fonte	Periodicidade	JAN	FEV	MAR	ABR	MAI	JUN	JUL	AGO	SET	OUT	NOV	DEZ	TOTAL
Estrutura	Número de famílias	Siab	Mensal													
Processo	Primeira consulta odontológica programada	Siab	Mensal													
	Escovação dental supervisionada	Siab	Mensal													
	Tratamento concluído	Siab	Mensal													
	Atendimento a gestantes	Siab	Mensal													
	Número de instalações de próteses dentárias	Siab	Mensal													
Resultados 5 anos	Percentual de livres de cárie	Inquérito epidemio-lógico														
12 anos	Média do CPO Percentual de livres de cárie		Bianual													
15-19 anos	Percentual do P do CPO		Bianual													
33-44 anos	Percentual do P do CPO		Bianus													
> 65 anos	Necessidade de prótese		Bianual													
Vig. saúde	Fluorose dentária	Siab	Mensal													
	Deformação craniofacial	Siab	Mensal													
	Alteração da mucosa bucal	Siab	Mensal													
	Dor de dente	Siab	Mensal													
	Abcesso dento-alveolar	Siab	Mensal													

Ano da realização:

Equipe responsável:

OBSERVAÇÃO:

Figura 3.3 – Ferramenta "Sala de situação" proposta por Goes e Moysés.[11]

| INASB | = | Tipo de Moradia | + | Escolaridade da Mães |

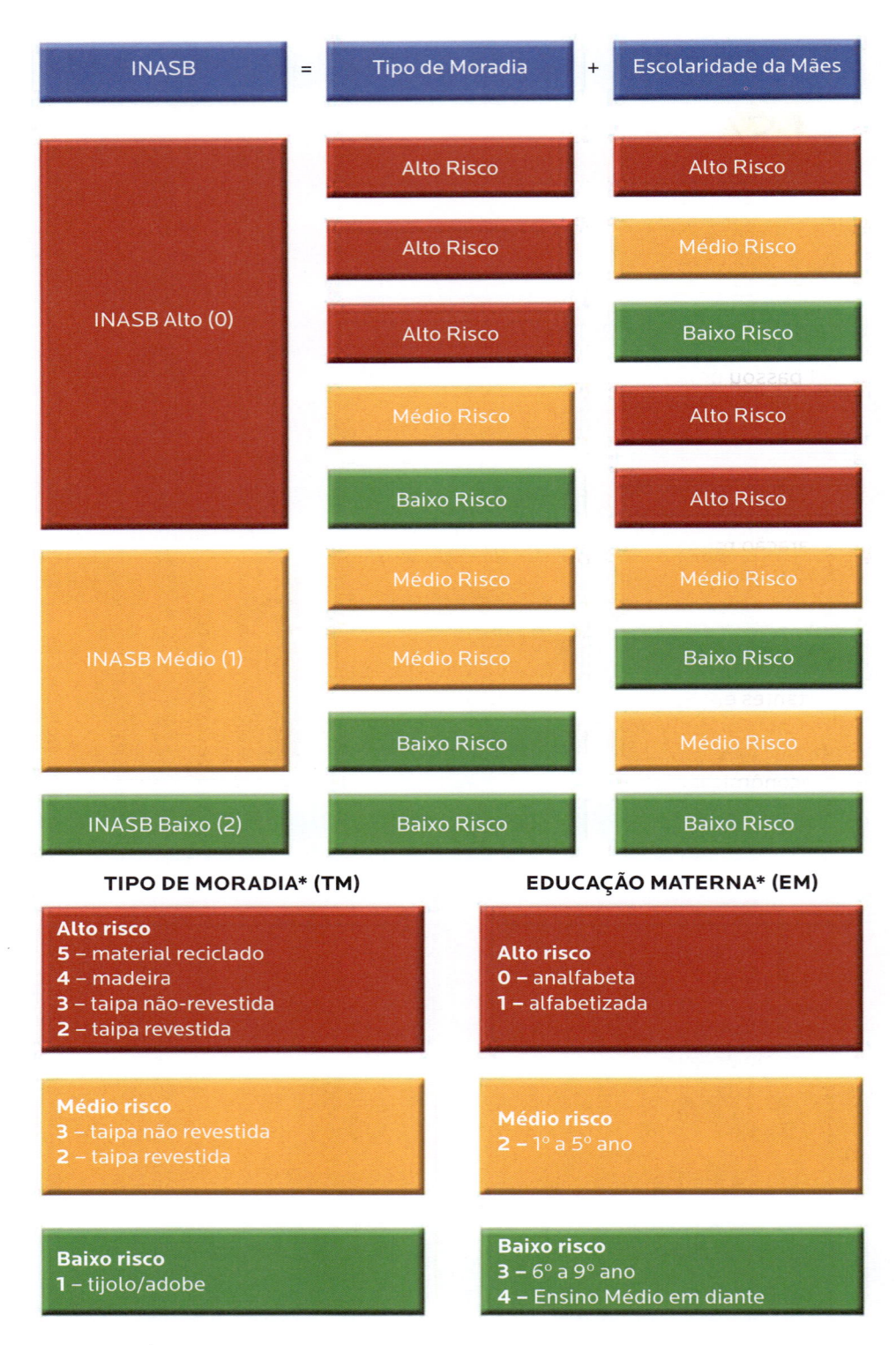

INASB	Tipo de Moradia	Escolaridade da Mães
INASB Alto (0)	Alto Risco	Alto Risco
	Alto Risco	Médio Risco
	Alto Risco	Baixo Risco
	Médio Risco	Alto Risco
	Baixo Risco	Alto Risco
INASB Médio (1)	Médio Risco	Médio Risco
	Médio Risco	Baixo Risco
	Baixo Risco	Médio Risco
INASB Baixo (2)	Baixo Risco	Baixo Risco

TIPO DE MORADIA* (TM)

Alto risco
5 – material reciclado
4 – madeira
3 – taipa não-revestida
2 – taipa revestida

Médio risco
3 – taipa não revestida
2 – taipa revestida

Baixo risco
1 – tijolo/adobe

EDUCAÇÃO MATERNA* (EM)

Alto risco
0 – analfabeta
1 – alfabetizada

Médio risco
2 – 1º a 5º ano

Baixo risco
3 – 6º a 9º ano
4 – Ensino Médio em diante

Figura 3.4 – Índice de necessidade de atenção à saúde bucal (INASB)

O processo que viabilizará a coleta destes dados será a visita domiciliar, a qual deve fazer parte do processo de trabalho das equipes de atenção primária, processo que terá no agente comunitário de saúde uma pessoa-chave.

PLANEJAMENTO EM SAÚDE BUCAL

Com a inserção do cirurgião-dentista na atenção primária à saúde, por meio da Estratégia Saúde da Família, outras atribuições, além das clínicas, passam a ser incorporadas na sua rotina de trabalho, como o planejamento em saúde bucal.

Conforme discutido anteriormente, observa-se claramente que o Brasil passou por uma série de transformações econômicas e sociais nas últimas décadas e que, entre outros avanços, melhorou a saúde bucal de sua população como um todo.[16] Esse fato se confirma por meio dos levantamentos epidemiológicos nacionais de saúde bucal realizados em 1986, 1996, 2003 e 2010. As informações geradas por esses estudos possuem uma relevância considerável para efeitos de comparação mundial ou para a gestão federal, porém, isoladamente, elas pouco contribuem para a prática comunitária do cirurgião-dentista de uma Unidade de Saúde da Família, pois, apesar de apontarem um caminho, não mostram com exatidão a realidade local.

A melhora observada no quadro geral não elimina diferenças importantes em termos da prevalência da cárie entre regiões, cidades e diferentes grupos populacionais. Além disso, mostra a polarização das doenças bucais a partir de algumas condições, principalmente as socioeconômicas.[17]

Esses resultados podem evidenciar o baixo poder de resposta do setor público às necessidades da população e se fundamentam na falta de um sistema de vigilância à saúde bucal, desfavorecendo o uso da informação em saúde para a tomada de decisão.[18]

Desde a sua implantação, em 2004, contudo, a Política Nacional de Saúde Bucal se propõe a melhorar a condição de saúde bucal da população brasileira e a superar as desigualdades sociodemográficas a partir da reorganização do sistema de saúde e da prática assistencial, do aumento do atendimento e de sua qualificação, ampliando o acesso aos serviços odontológicos.[19] No entanto, o sistema de vigilância à saúde bucal ainda é um obstáculo a ser superado.[20,21]

Neste cenário, o planejamento tem sido reconhecido como uma estratégia/ferramenta que visa diminuir o espaço entre o que é recomendado pelas políticas públicas e o que de fato é disponibilizado aos cidadãos. Seu uso como ferramenta ocorreu inicialmente na área econômica e, aos poucos, com a incorporação de componentes sociais, passou a ser indicado para a melhoria dos sistemas de saúde.[22]

O planejamento em saúde tem sido utilizado em pelo menos três situações: como instrumento/atividade dos processos de gestão das organizações, uma vez que nessas ocorrem processos de trabalho; como prática social transformadora, tendo em vista a determinação de novas relações sociais alternativas à lógica do mercado; e como método de ação governamental, visando à produção de políticas.[23]

Do ponto de vista de sua aplicação prática no contexto do SUS, o planejamento surgiu oficialmente com o lançamento, em 2005, do PlanejaSUS (Sistema de Planejamento do Sistema Único de Saúde),[24] o qual objetivava a atuação contínua, articulada, integrada e solidária nas áreas de planejamento nas três esferas de gestão do SUS. Buscava-se, desta forma, desenvolver o planejamento de forma transversal, além de compreender o monitoramento e a avaliação do SUS. No entanto, autores[25,26] têm reafirmado que a capacidade instalada nos municípios para planejar é pequena. Esse fato é agravado em municípios de pequeno porte, nos quais as dificuldades encontradas são ainda maiores.[27]

Sob a ótica da saúde bucal, era esperado que, com a tardia inserção da desse setor no Sistema Único de Saúde, as práticas de planejamento local, até então estabelecidas de forma incipiente, não subsidiassem a atuação dos profissionais dessa área, mesmo com a implantação da PNSB,[19] que recomenda a utilização do planejamento em busca da intersetorialidade, e com a publicação do caderno 17,[27] que preconiza a realização do planejamento e a programação como atribuições da atenção básica.

Um dos conceitos para entender o planejamento é sua diferenciação do plano; é importante compreender que:

PLANO: É um dos produtos de um amplo processo de análises e acordos; ele documenta e enuncia as conclusões desses acordos, indicando para onde queremos conduzir o sistema (objetivos gerais ou estratégicos) e como pretendemos agir para que nossas metas sejam alcançadas (estratégias e objetivos específicos ou de processo).

PLANEJAMENTO: É o processo de analisar e entender um sistema, avaliar suas capacidades, formular suas metas e objetivos, avaliar a efetividade dessas ações e planos, escolher o(s) plano(s) prioritário(s), iniciar as ações necessárias para sua implementação e estabelecer um monitoramento contínuo do sistema, a fim de atingir um nível ótimo de relacionamento entre o plano e o sistema.[29]

Desta compreensão, derivará a concepção de um planejamento dinâmico, voltado para o enfrentamento dos problemas, no qual os atores se comportarão como se estivessem em um jogo, e como se suas jogadas desencadeassem jogadas de outros jogadores do time oposto. Portanto, há uma grande complexidade em planejar, pois é necessário enfrentar situações de conflito e vencê-las de forma que todos tenham ganhos.

O método que tem sido recomendado para uso em unidades básicas de saúde é o MAPP (Método Altandir de Programação Popular). Este método tem as suas bases conceituais na teoria do planejamento estratégico de Mario Testa e Carlos Matus e pressupõe a realização de oficinas, a fim de que sejam estabelecidos os momentos de execução (Fig. 3.5).

Ou seja, perceber que estas fases são cíclicas (Fig. 3.6):

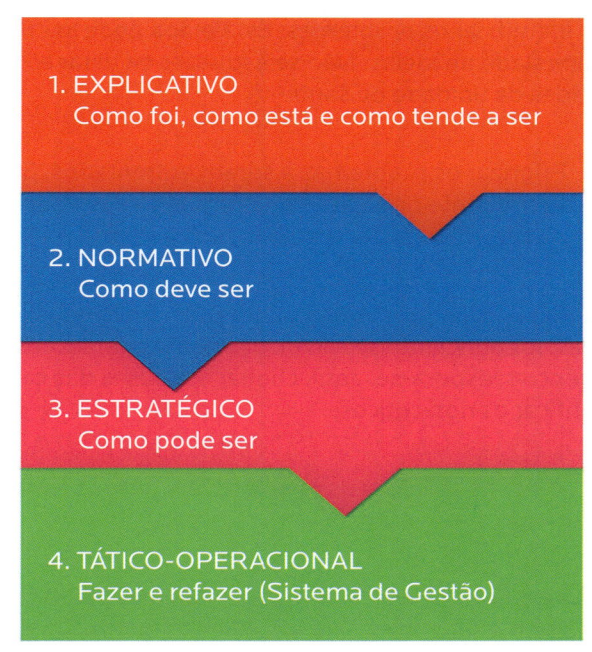

Figura 3.5 – Momentos do Planejamento Estratégico.

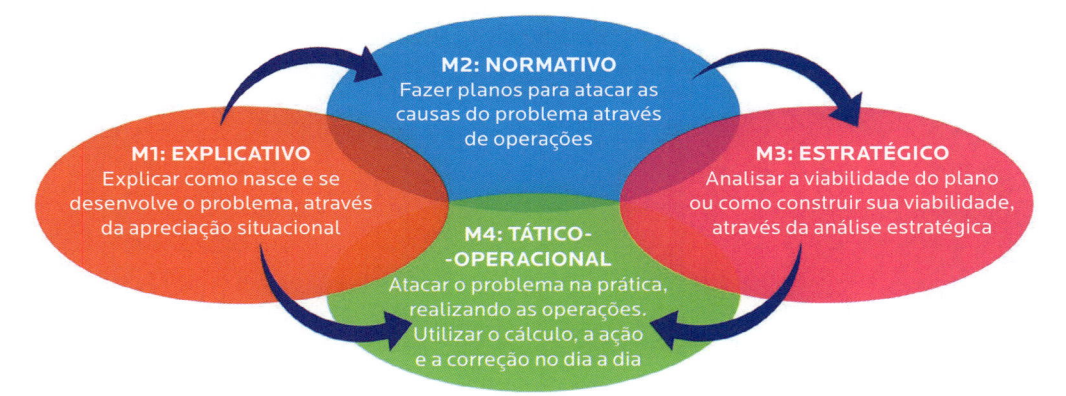

Figura 3.6 – Representação do processo cíclico das fases do planejamento estratégico.

SUGESTÃO DE ROTEIRO PARA REALIZAÇÃO DO PLANEJAMENTO EM UNIDADE

Em primeiro lugar, deve-se acrescentar ao diagnóstico socioepidemiológico relatos de informantes-chave deste território, a fim de que possamos traçar um quadro o mais fidedigno possível para realidade local. A partir daí, deve-se convocar diversos atores sociais para realização de oficinas de planejamento. Esses atores devem representar os profissionais da saúde, incluindo aqui os membros da equipe multiprofissional de nível superior, médio e fundamental, sendo essencial a participação do agente comunitário de saúde.

1ª ETAPA: Identificar os problemas. Esta etapa pode ser feita a partir de uma tempestade de ideias. Não se esquecer de listar as potencialidades da unidade de saúde.

2ª ETAPA: Priorizar os problemas a serem enfrentados. É importante ser prudente na relação de números de problemas a serem enfrentados; deve-se ter uma boa relação temporal.

3ª ETAPA: Explicar os problemas prioritários. Deve-se tentar explicar os problemas, identificando se são os problemas geradores, as causas ou consequências; espera-se, aqui, chegar às causas das causas. A ideia é identificar os nós-críticos.

4ª ETAPA: Listar as ações, seus responsáveis, prazos e mecanismos de monitoramento e avaliação.

As Figuras 3.7 a 3.10 mostram exemplos de planilhas para a organização das informações nas diferentes fases do planejamento estratégico.

SAIBA MAIS

A noção de nó crítico em planejamento nasce da ideia de que há um centro prático de ação, que, se resolvido, produz um efeito em cadeia para toda a cadeia de determinação do problema.

PROBLEMAS	O custo político em caso de adiamento de sua resolução	O custo econômico em caso de adiamento de sua resolução	Grau de governabilidade sobre o problema	Hierarquização (pontuação)

Figura 3.7 – Sugestão de planilha para organização das informações no momento explicativo.
Fonte: Bezerra.[30]

Nó crítico	Operação	Ações	Responsáveis	Apoio	Prazos

Figura 3.8 – Sugestão de planilha para organização das informações no momento normativo.
Fonte: Bezerra.[30]

PROBLEMA:								
Ação	Recursos				Produto	Resultado	Eficiência	Eficácia
	Político	Organizativo	Cognitivo	Financeiro				

Figura 3.9 – Sugestão de planilha para organização das informações no momento estratégico.
Fonte: Bezerra.[30]

PROBLEMA:								
Operação	Meta	Produto	Resultado	Indicador	Fontes de informação	Periodicidade	Responsável	Fóruns
Opção 1								
Opção 2								

Figura 3.10 – Sugestão de planilha para organização das informações no momento tático-operacional.
Fonte: Bezerra.[30]

MOBILIZAÇÃO SOCIAL E CONTROLE SOCIAL

Pensar em **mobilização social** envolve diversos conceitos relacionados ao sujeito e à subjetividade. A temática deste capítulo será abordada com foco na construção do sujeito social e na perspectiva da promoção da saúde.

Sujeito e **subjetividade** surgiram com a ciência moderna e suas emergências na psicologia (fortemente influenciada pela epistemologia dominante na época, o pensamento naturalista e positivista) e estiveram subordinados à disciplina, ao controle, à adaptação, à instrumentalidade e à utilidade.[31,32] O conhecimento psicológico passa a ser constituído ao longo do século XX com a marca das reduções conceituais e metodológicas, o que provocou inúmeras polêmicas teóricas e metodológicas que, por sua vez, sustentam concepções e posições bastante diferentes.

Na contemporaneidade, pergunta-se constantemente de que sujeito se fala, que sujeito está presente nas diversas teorias, se o sujeito é agente ou produto, ativo ou passivo, autônomo ou prisioneiro, livre ou assujeitado, interativo ou semiótico (da consciência, da atividade, da linguagem, do inconsciente); se é construído ou constituído (na história, nas relações sociais, nas narrativas, nas estruturas biológicas e cognitivas) de determinações internas e/ou externas; se é gerador/fornecedor de sentidos pessoais ou negociador de sentidos coletivos; ou ainda, se é sem sentido, vazio, ou efeito de várias posições e contingências ou imanência psíquica, ou poderia ser tudo isso, dialeticamente, dependendo do(s) lugar(es) que o sujeito ocupa na sociedade de classes sociais antagônicas.

PARA PENSAR

O sujeito é um ser singular, que tem uma história, que interpreta o mundo e lhe dá sentido, assim como dá sentido à posição que ocupa nele, às suas relações com os outros, à sua própria história e à sua singularidade.

Na atualidade, entre diversos conceitos, os autores deste capítulo adotam o de Charlot[33] que diz: "sujeito é um ser humano aberto a um mundo que possui uma historicidade; é portador de desejos e é movido por eles, além de estar em relação com outros seres humanos, eles também sujeitos. Ao mesmo tempo, o sujeito é um ser social, com uma determinada origem familiar, que ocupa um determinado lugar social e se encontra inserido em relações sociais".

Charlot[33] afirma que o sujeito é ativo, age no e sobre o mundo e nessa ação se produz e, ao mesmo tempo, é produzido no conjunto das relações sociais no qual se insere. O autor relaciona a noção de sujeito às características que definem a própria condição antropológica que constitui o ser humano, ou seja, o ser que é igual a todos como espécie, igual a alguns como parte de um determinado grupo social e diferente de todos como um ser singular.

Nessa perspectiva, o ser humano não é um dado, mas uma construção. A condição humana é vista como um processo, um constante tornar-se por si mesmo, no qual o ser se constitui como sujeito à medida que se constitui como humano, com o desenvolvimento das potencialidades que o caracterizam como espécie. Charlot[33] lembra, ainda, que a essência originária do indivíduo humano não está dentro dele mesmo, mas sim fora, em uma posição excêntrica, no mundo das relações sociais. Trata-se da outra face da condição humana a ser desenvolvida: a sua natureza social. Dizer que a essência humana é antes de tudo social é o mesmo que afirmar que o homem se constitui na relação com o outro.

Para Dayrell,[34] o pleno desenvolvimento ou não das potencialidades que caracterizam o ser humano vai depender da qualidade das relações sociais do meio no qual ele se insere. Deve-se levar em consideração que existem várias maneiras de se construir como sujeito, e uma delas se refere aos contextos de desumanização, nos quais o ser humano é "proibido de ser", privado de desenvolver as suas potencialidades e de viver plenamente a sua condição humana, como foi possível constatar em grande parte dos jovens pesquisados em um estudo. O trabalho mostrou como jovens ligados a grupos musicais, especificamente de *rappers* e *funkeiros*, enquanto sujeitos sociais, constroem um determinado modo de ser jovem, com base em seu cotidiano. Entre outras conclusões, constatou-se que não se pode ver os jovens como sujeitos que não se constroem como tais ou o sejam pela metade, mas sim que eles se constroem como sujeitos na especificidade dos recursos de que dispõem. É essa realidade que nos leva a questionar se esses jovens não estariam mostrando um jeito próprio de viver.

Quando cada um dos jovens nasceu, a sociedade já tinha uma existência prévia, histórica, cuja estrutura não dependeu desses sujeitos; portanto, não foi produzida por eles.[34] Assim, o gênero, a raça e o fato de seus pais serem trabalhadores desqualificados ou ocupantes de posições privilegiadas na sociedade inserem o sujeito no modo como a sociedade produz cada um deles enquanto sujeito social, independentemente da ação de cada um. Ao mesmo tempo, na vida cotidiana, entram em um conjunto de relações e processos que constituem um sistema de sentidos, que dizem quem ele é, quem é o mundo, quem são os outros.

Outros conceitos de sujeitos são destacados em:

ATENÇÃO

É o nível do grupo social, no qual os indivíduos se identificam pelas formas próprias de vivenciar e interpretar as relações e as contradições, entre si e com a sociedade, que produz uma cultura própria.

L'ABBATE:[35] Sujeito seria uma pessoa em busca de **autonomia**, disposta a correr riscos, a abrir-se ao novo, ao desconhecido, e na perspectiva de ser alguém que vive em uma sociedade determinada, capaz de perceber seu papel pessoal/profissional/social diante dos desafios colocados a cada momento.

CAMPOS:[36] Sujeito seria um ser biológico que possui uma subjetividade complexa. É um ser imerso na história e na sociedade, mas nem por isso despossuído de uma subjetividade singular e de capacidade para reagir ao seu contexto. Está constantemente produzindo relações sociais que modificam seus projetos, mas também possui autonomia relativa para realizar os seus desejos, buscar os seus interesses e satisfazer as suas necessidades.

Definido o conceito de sujeito social, cabe-nos uma primeira pergunta: como esse sujeito social exerce sua autonomia em sociedade no campo da saúde?

Para responder esta pergunta, é necessário primeiro caracterizar de qual autonomia dos sujeitos sociais estamos falando e, para isso, definimos didaticamente dois princípios básicos e excludentes entre si: 1) o princípio da livre escolha do sujeito de consumir serviços de saúde, mesmo que pagando por eles; 2) o princípio de possuir um jeito próprio de conduzir sua vida em busca de mais saúde, partindo-se do princípio que o Estado possui o dever de prover ações e serviços que garantam ao cidadão o direito de acesso pleno aos conhecimentos científicos e técnicos conquistados pela humanidade. Este último princípio é a opção que adotamos.

Diversos autores têm estudado a autonomia dos sujeitos sociais em saúde, e o nosso interesse aqui é por aqueles que abordam a temática da Promoção da Saúde (PS).

Saúde é um direito humano fundamental reconhecido por todos os foros mundiais e em todas as sociedades. Como tal, a saúde se encontra em pé de igualdade com outros direitos garantidos pela Declaração Universal dos Direitos Humanos, de 1948: liberdade, alimentação, educação, segurança, nacionalidade, etc. A saúde é amplamente reconhecida como o maior e o melhor recurso para os desenvolvimentos social, econômico e pessoal, assim como uma das mais importantes dimensões da qualidade de vida.[37]

A Conferência Internacional sobre PS, realizada em Ottawa, no Canadá, em 1986, estabeleceu uma série de princípios éticos e políticos, definindo os campos de ação registrados na **Carta de Ottawa**.

De acordo com o documento, promoção da saúde é o "processo de capacitação da comunidade para atuar na melhoria da sua qualidade de vida e saúde, incluindo maior participação no controle desse processo". Para Buss,[37] é a proposta de uma nova prática sanitária interdisciplinar, que integra diferentes saberes e práticas intra e extrassetoriais, que se revestem de uma nova qualidade ao articular-se, organizadas pelo paradigma da promoção da saúde, para o enfrentamento dos problemas existentes em um território singular, sendo a Estratégia Saúde da Família e dos agentes comunitários de saúde algumas das propostas promissoras e estruturantes dessa nova prática.

Para atingir um estado de completo bem-estar físico, mental e social, os indivíduos e grupos devem saber identificar aspirações, satisfazer necessidades e modificar favoravelmente o ambiente natural, político e social. A saúde é, portanto, um conceito positivo, que enfatiza os recursos sociais e pessoais, bem como as capacidades físicas. Assim, não é responsabilidade exclusiva do setor saúde e vai além de um estilo de vida saudável, na direção de um bem-estar global.[37]

Portanto, a autonomia dos sujeitos sociais está intimamente relacionada às práticas de promoção da saúde. Autonomia refere-se à capacidade do sujeito de imprimir orientação às suas ações, por si mesmo e com independência, sendo comum a expressão referir-se ao indivíduo, às instituições e à comunidade.[8]

O termo "autonomia" está definido nos descritores da base de dados scielo:[38]

> Autonomia pessoal: liberdade de dirigir a si mesmo e especialmente independência moral. Um princípio ético defende que a autonomia de pessoas deve ser respeitada.

Politicamente, a autonomia se relaciona à condição de autogoverno, podendo ser aplicada aos Estados e às instituições sociais, que têm o direito, mesmo que relativo, de determinar suas próprias regras. No passado histórico, no legado grego, autonomia remetia à ideia de grupos ou povos exercendo autogoverno, autocontrole e autodeterminação sobre as coisas públicas, estando frequentemente associada a preocupações com o exercício da democracia em todas as esferas da vida social. Porém, a autonomia não se restringe ao exercício do poder político nas instituições e na organização social, estendendo-se também à subjetividade humana.[8]

Para os pensadores da Antiguidade, o debate valorizava a autonomia dos Estados ou das cidades e, em certa medida, a autonomia dos homens livres, mas com pesos diferentes daqueles assumidos no projeto emancipatório da Modernidade. A noção de autonomia é um dos baluartes da Idade Moderna, que a relaciona ao exercício da razão, a ser praticado em todas as esferas da vida social, o que repercute tanto nas teorias políticas quanto nas que tratam da formação do sujeito social.[8]

Na Modernidade, individualidade e racionalidade aparecem intimamente relacionadas, de modo a permitir a emancipação das formas tradicionais de autoridade. Entregue aos domínios da autoridade religiosa, das forças da natureza e das próprias contingências humanas, de repente, o homem passa a ver, em si, a possibilidade do conhecimento. Ele se liberta do domínio exterior em matéria de conhecimento, uma experiência de conhecer até então frequentemente atrelada a um sentimento de fatalidade diante de forças transcendentais, passando a assumir paulatinamente uma relação ativa quanto à natureza e a si mesmo, o que lhe possibilita um papel ativo no mundo. Nesse processo histórico, a ideia de autonomia só pode ser pensada a partir de algo exterior – de um outro, a **heteronomia**, seu oposto – do qual é necessário emancipar-se. Desse modo, fica fortalecida a ideia de autonomia como capacidade de autodeterminação, a ser pensada tanto como direito quanto luta pela autodeterminação contra forças heterônomas, em qualquer esfera da experiência social (SANT'ANA, 2009). A palavra heteronomia (*hetero*, "diferente"; e *nomos*, "lei") significa a aceitação da norma que vem de fora, quando nos submetemos passivamente aos valores da tradição e obedecemos sem crítica aos costumes, quer por conformismo, quer por temor da reprovação da sociedade ou dos deuses.

Para Piaget,[39] a criança passa pela experiência da heteronomia antes de poder formar a autonomia. A autonomia (*auto*, "próprio") não nega a influência externa, a existência de algum determinismo e até de alguns condicionamentos no comportamento humano, mas recoloca no homem a capacidade de refletir sobre os limites impostos pela vida social em sua conduta, a partir dos quais orienta a sua ação. Desse modo, autonomia é autodeterminação, revelada na capacidade de decisão quanto a atender ou não a uma norma, cumprir ou não um dever imposto pela sociedade.

Sant'ana[8] acredita que é possível avançar na construção de uma ordem democrática, em diferentes domínios da realidade, mesmo no capitalismo, embora os recuos no processo democrático também estejam dados como possibilidade. Por isso, a liberdade somente pode realizar-se mais plenamente se forem garantidas as suas condições em cada contexto histórico específico, a depender das instituições sociais existentes e do movimento de indivíduos e grupos em todas as esferas da existência humana. Sem instituições democráticas, não há uma massa de indivíduos democráticos e, sem indivíduos autônomos, não há instituições democráticas.

Outros elementos da Carta de Ottawa são destacados como recursos indispensáveis para se ter saúde: paz, renda, habitação, educação, alimentação adequada, ambiente saudável, recursos sustentáveis, equidade e justiça social, com toda a complexidade que implicam alguns desses conceitos. A PS é o resultado de um conjunto de fatores sociais, econômicos, políticos e culturais, coletivos e individuais, que se combinam de forma particular em cada sociedade e em conjunturas específicas, resultando em sociedades mais ou menos saudáveis.

Desde a Conferência de Ottawa, conceitos e práticas foram adotados em sistemas de saúde e espaços acadêmicos de todo o mundo, bem como no Brasil.

Em 1992, em um contexto de expansão e qualificação da atenção básica, inicia-se o primeiro programa, depois transformado em política estruturada, a se inspirar e operar com preceitos de PS. Trata-se do **Programa Saúde da Família** (PSF).

Em 2002, o Ministério da Saúde (MS) elaborou o documento intitulado "Política Nacional de Promoção da Saúde" (PNPS), que nunca teve vigência integral real no interior do sistema de saúde. Contudo, trata-se de um registro importante de proposta formal de "política de promoção da saúde" na esfera federal.[40]

Diversas ações foram desencadeadas pelo MS até que, em julho de 2005, pela Portaria MS nº 1.190,[41] foi instituído o Comitê Gestor da Política Nacional de Promoção da Saúde (CGPNPS), composto por representantes dos diversos segmentos do MS, mas apenas deste, sem a participação das outras esferas de governo ou da sociedade civil. Além de propor a política, o comitê deveria consolidar a "Agenda Nacional de Promoção da Saúde 2005-2007."

Em março de 2006, por meio da Portaria MS nº 687,33,[42] o MS formalizou a política de PS no SUS a partir da formulação feita pelo mencionado comitê, articulando e reforçando diversas iniciativas promocionais, definindo como diretrizes:

- Consolidar a proposta da PNPS e de sua agenda nacional;
- Coordenar sua implantação e articulação com os demais setores governamentais e não governamentais;
- Incentivar estados e municípios a elaborar planos de PS;
- Articular e integrar ações de PS no SUS;
- Monitorar e avaliar as estratégias de implementação da PNPS e seu impacto;
- Reconhecer a importância da PS para a equidade;
- Estimular as ações intersetoriais;
- Fortalecer a participação social (empoderamento);
- Adotar práticas horizontais de gestão e estabelecimento de redes de cooperação intersetoriais;
- Incentivar a pesquisa e a avaliação em PS;
- Viabilizar iniciativas de PS junto aos trabalhadores e usuários do SUS, considerando metodologias participativas e o saber popular e tradicional.

Esta comissão concluiu seus trabalhos em abril de 2008 com o relatório intitulado "As causas sociais das iniquidades em saúde no Brasil".[43]

A seguir, apresentamos alguns estudos oriundos do relatório anteriormente citado, que embasam cientificamente os conceitos e as práticas de promoção da saúde e ainda apontam como está o movimento político da promoção da saúde no Brasil.

REDES SOCIAIS, COMUNITÁRIAS E SAÚDE

As redes sociais e comunitárias, incluídas no modelo de Dahlgren e Whitehead entre os determinantes sociais da saúde, são constituintes do chamado **capital social**, entendido como o conjunto das relações de solidariedade e confiança entre pessoas e grupos (Fig. 3.5).

O desgaste do capital social é um importante mecanismo por meio do qual as iniquidades socioeconômicas impactam negativamente na situação de saúde. Países com frágeis laços de coesão social resultantes dessas iniquidades são os que menos investem em capital humano e em redes de apoio social e são também aqueles em que há menor participação na definição de políticas públicas. Diversos estudos mostram que as sociedades mais ricas não são as que possuem melhores níveis de saúde, mas as que são mais igualitárias e com alta coesão social. Nestas sociedades, as pessoas são mais envolvidas com a vida pública, vivem mais, são menos violentas e avaliam melhor sua própria saúde.[44]

PARA PENSAR

Além do contato com amigos e parentes, pertencer a grupos religiosos, associações sindicais, associações de moradores e clubes de recreação também representa formas pelas quais grupos de pessoas mantêm-se em contato e estabelecem vínculos sociais.

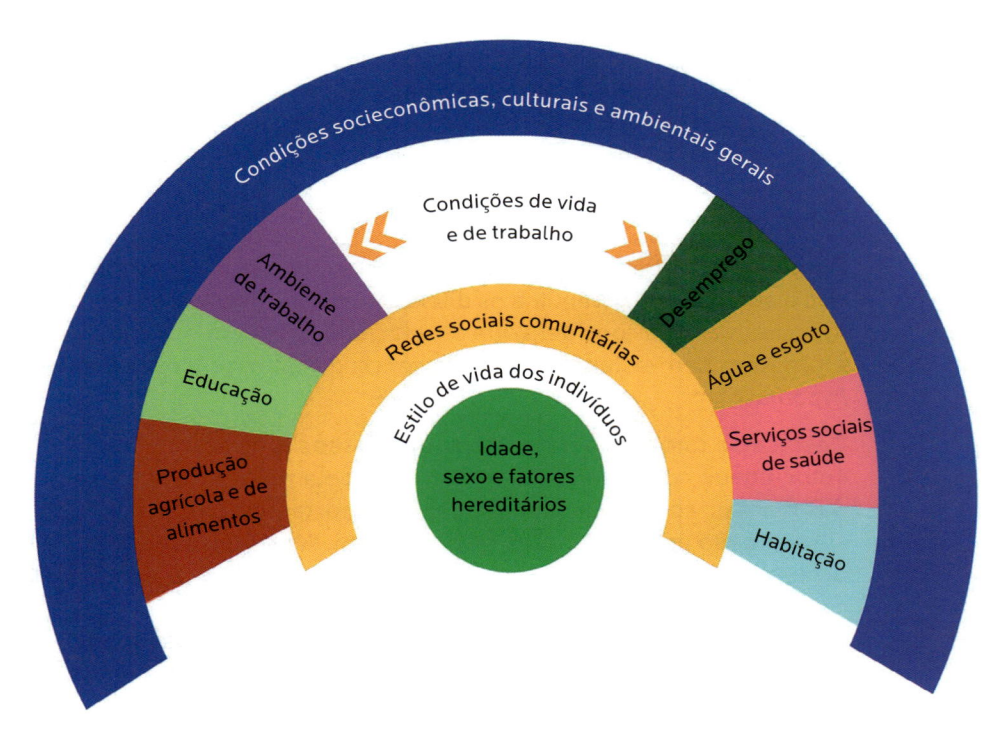

Figura 3.5 – Modelo de determinação social da saúde proposto por Dahlgren e Whitehead.
Fonte: Brasil.[28]

Um importante indicador da riqueza do capital social são as relações de confiança entre as pessoas. Segundo dados da Pesquisa Social Brasileira (PSB), que realizou 2.363 entrevistas entre julho e outubro de 2002,[45] as relações de confiança no Brasil são extremamente débeis, praticamente limitando-se à confiança em familiares. Do total de entrevistados, 84% disseram confiar apenas na família e 15% disseram confiar na maioria das pessoas.

Um estudo de Moraes e Azevedo[46] analisou os fatores associados ao envelhecimento bem-sucedido de idosos socialmente ativos da Região Metropolitana de Porto Alegre. O estudo permitiu concluir que a manutenção da independência para as atividades da vida diária, a autonomia e a satisfação com o relacionamento familiar e com as amizades foram fatores preditivos independentes do envelhecimento bem-sucedido, tanto para homens como para mulheres.

Outro estudo, de base domiciliar, em comunidade rural da Zona da Mata de Pernambuco, com 483 adultos (maiores de 19 anos), investigou a associação entre transtornos mentais comuns e apoio social.[47] Casos suspeitos de transtornos mentais comuns foram identificados com a ajuda de um questionário padronizado autoadministrado, o Self Reporting Questionnaire (SRQ-20), e o apoio social foi avaliado pelo Medical Outcomes Study Questions – Social Support Survey (MOS-SSS), desenvolvido por Sherbourne e Stewart em 1985.[48] Observou-se uma clara associação dos transtornos mentais comuns com o apoio social. Pessoas com baixo apoio social apresentaram maior prevalência de transtornos mentais comuns do que as com alto apoio social. O apoio social manteve-se associado aos transtornos mentais comuns mesmo após o ajuste por idade, escolaridade e participação no mercado de trabalho. Os resultados indicam a importância das redes de apoio social para diminuir a prevalência da doença mental, promovendo a interação dos indivíduos e aumentando a confiança pessoal e o poder de enfrentamento dos problemas.

Duas hipóteses tentam explicar a ação do apoio social: uma assinala que o apoio social diminuiria os diferentes níveis de estresse (*buffering hypothesis*); outra considera que os relacionamentos que geram apoio promovem bem-estar mesmo na ausência de estresse (*positive effects hypothesis*).[49]

Destaca-se também a pesquisa sobre a associação entre autocuidado com a saúde, representado pela prática de autoexame das mamas, considerado como um "comportamento marcador" do autocuidado entre mulheres e apoio social. A pesquisa foi investigada por Andrade e colaboradores.[50] O apoio social incluiu cinco diferentes dimensões:

- Material;
- Emocional;
- Afetivo;
- De informação;
- De interação positiva.

Com este objetivo, 2.240 mulheres do Estudo Pró-Saúde (coorte de funcionários da Universidade do Estado do Rio de Janeiro - UERJ) foram investigadas no ano de 1999. Observou-se que 44% informaram realizar o autoexame das mamas "todo mês" ou "quase todo mês"; 32%, "às vezes"; e 24% informaram praticá-lo "raramente" ou "nunca". A chance de relatar prática mais frequente de autoexame das mamas foi cerca de duas vezes mais elevada entre as mulheres com maior apoio social, quando comparadas com as que contavam com menor apoio social. Os resultados foram ajustados para idade, cor da pele/etnia, escolaridade, religião, local de trabalho e transtorno mental comum. Características específicas da população deste estudo, como elevada escolaridade e grande parcela ser constituída por funcionárias da área de saúde, podem explicar o fato de quase a metade das mulheres relatarem fazer autoexame das mamas. Os autores sugerem a importância do apoio social no estímulo a práticas de autocuidado de saúde da mulher.

Em promoção da saúde, são fundamentais investigações no campo do **empoderamento**, sendo este considerado uma dimensão de capital social que se refere ao processo de interação social que permite que pessoas aumentem suas habilidades individuais e coletivas, além de desempenharem maior controle sobre suas vidas. O nível de empoderamento foi investigado em relação à ocorrência de cárie dental;[44] observou-se, assim, que esta doença foi menor em pessoas com maiores níveis de empoderamento em comparação àquelas com menores níveis, após ajustes para variáveis demográficas, socioeconômicas, uso de flúor, consumo de açúcar, escovação dentária e acesso a cuidados odontológicos. Os autores destacam a importância do papel do empoderamento como um potencial explicador dos níveis de cárie.

COMPORTAMENTOS, ESTILOS DE VIDA E SAÚDE

Esta seção trata dos comportamentos e estilos de vida relacionados à saúde que, apesar de fortemente influenciados por fatores econômicos, culturais e outros, são entendidos como **determinantes sociais proximais**, por estarem mais próximos e passíveis de controle e modificação por parte dos indivíduos. De acordo com o Instituto Nacional do Câncer,[51] os fatores relacionados a comportamentos e estilos de vida como tabagismo, baixo consumo de frutas, legumes e verduras e consumo de álcool são os principais fatores de risco para morte provocada por câncer em países de baixa e média renda. Estima-se que, nestes países, o tabagismo seja responsável por 18% das mortes por câncer; o baixo consumo de frutas, legumes e verduras, por 6%; e o consumo de álcool, por 5%.

O câncer e as outras doenças crônicas são resultado da exposição ao longo da vida a vários fatores de risco que, além de 83 concomitantes, podem potencializar-se mutuamente, indicando a necessidade de ações de prevenção que levem em conta a simultaneidade destes fatores ao longo da vida.

CONSIDERAÇÕES FINAIS

Se pudéssemos escolher entre todos os desafios postos para os profissionais de saúde bucal que atuam na atenção primária à saúde no SUS, cujas práticas estão fortemente voltadas para a abordagem comunitária, este é sem dúvida o desafio dos desafios. Pois é exatamente neste contexto que há maior necessidade de rompimento do paradigma para o qual a grande maioria foi ou ainda é treinada nos seus cursos, seja de graduação ou de formação de nível médio. Portanto, incorporar tecnologias leves que possam auxiliar este caminho é de fundamental importância para a efetividade das ações a serem executadas. Ao propor, o que chamamos de ciclo da abordagem comunitária em saúde bucal, nossa ideia foi fornecer de forma simples uma visão sobre como esse processo pode acontecer articuladamente.

4

Abordagem da saúde bucal por ciclo de vida

ANA CAROLINA SILVA DE LIMA
LEONARDO VILAR FILGUEIRAS
MANUELLY PEREIRA DE MORAIS SANTOS
PAULO SÁVIO ANGEIRAS DE GOES

INTRODUÇÃO

A Política Nacional de Saúde Bucal – Brasil Sorridente, instituída no País em 2004, lança luz para uma discussão sobre **linhas de cuidado**, uma vez que existem duas formas de inserção da saúde bucal nos diferentes programas integrais de saúde: 1) por linhas de cuidado, relacionadas às condições próprias de cada faixa etária, ou seja, saúde da criança, saúde do adolescente, saúde do adulto e saúde do idoso; e 2) por condição de vida, que diz respeito à condição em que o indivíduo se encontra, voltada para morbidades, como gestantes, hipertensos e diabéticos.[1]

Mesmo após as mudanças ocorridas na saúde desde o final dos anos 1980, como resultado de um processo histórico de articulações da sociedade civil organizada, particularmente do **Movimento Sanitário**, a assistência integral à saúde permanece como um grande desafio, na medida em que é necessário combinar todas as dimensões da vida para a prevenção de agravos e recuperação da saúde.[2] O Movimento Sanitário, vale lembrar, culminou com a criação do Sistema Único de Saúde (SUS), do conceito ampliado de saúde e sua garantia como "direito de todos e dever do Estado".[3]

O atual modelo de atenção primária em saúde bucal no Brasil tem como estratégia de atuação a **Saúde da Família**, cujas diretrizes apontam para reorientação do modelo assistencial do SUS. Isso pressupõe a ampliação e a qualificação da Atenção Básica, possibilitando o acesso a todas as faixas etárias e a oferta de mais serviços, o que assegura atendimentos nos níveis secundário e

OBJETIVOS DE APRENDIZAGEM:

- Identificar as particularidades de saúde por ciclo de vida – criança, adolescente, adulto e idoso, para o planejamento do cuidado a partir de um olhar ampliado às necessidades do indivíduo pelo profissional de saúde bucal.

terciário, de modo a buscar a integralidade da atenção, além da equidade e da universalização do acesso às ações e aos serviços públicos de saúde bucal.[4]

De acordo com as diretrizes do SUS e com a Política Nacional de Saúde Bucal, mas na contramão do que vem sendo feito, a linha do cuidado integral incorpora a ideia da integralidade na assistência à saúde, unificando ações preventivas, curativas e de reabilitação. Isso proporciona o acesso a todos os recursos tecnológicos de que o usuário necessita, desde visitas domiciliares e outros dispositivos, como o Programa de Atenção Domiciliar na atenção primária e os Centros de Especialidades e Urgências na atenção secundária, até os de alta complexidade hospitalar. Requer, ainda, uma opção de política de saúde e boas práticas dos profissionais.[2]

POR QUE ESSAS CONSIDERAÇÕES SÃO IMPORTANTES QUANDO SE FALA EM ABORDAGEM DA SAÚDE BUCAL POR CICLO DE VIDA?

Entende-se, de forma geral, que, além de conhecer a linha do cuidado no serviço público de saúde, do ponto de vista dos fluxos assistenciais, os profissionais da Atenção Básica, da Equipe de Saúde da Família (eSF) ou da Equipe de Saúde Bucal (eSB) têm responsabilidades sobre a coordenação desse cuidado em todas as etapas da vida do indivíduo, seja ele criança, adolescente, adulto ou idoso.

Além disso, é importante que o profissional de saúde bucal esteja apto a planejar suas ações. De acordo com o volume 17 dos Cadernos de Atenção Básica, do Ministério da Saúde, que aborda a Saúde Bucal, planejar é um ato inerente ao ser humano e, em geral, acontece em tudo que fazemos, inclusive nas ações dos serviços de saúde em que trabalhamos.[5] No entanto, pode não ser uma tarefa fácil, principalmente se o profissional de saúde, desde a sua formação até o momento da atuação profissional, não tenha vivenciado essa prática.

ATRIBUIÇÕES DOS PROFISSIONAIS

Em 2006, concomitantemente à efetivação do Pacto pela Saúde, a edição da Política Nacional de Atenção Básica[6] redefiniu/enfatizou as atribuições do cirurgião-dentista, do técnico em saúde bucal (antigo técnico de higiene dental – THD) e do auxiliar de saúde bucal (antigo auxiliar de consultório dentário – ACD). Desta forma, todos esses profissionais devem:

a) Participar do processo de territorialização e mapeamento da área de atuação da equipe, identificando grupos, famílias, e indivíduos expostos a riscos;
b) Realizar o cuidado em saúde da população adscrita no domicílio e nos demais espaços comunitários;

c) Realizar ações de atenção integral;
d) Garantir a integralidade da atenção por meio da realização de ações de promoção da saúde, prevenção de agravos e garantia de atendimento da demanda espontânea;
e) Realizar a escuta qualificada das necessidades dos usuários, proporcionando um atendimento humanizado e estabelecendo o vínculo;
f) Encaminhar e orientar usuários a outros níveis de assistência;
g) Participar das ações de planejamento e avaliação das ações da equipe;
h) Garantir a qualidade do registro das atividades no Sistema de Informação da Atenção Básica – SIAB, entre outros.

A abordagem por ciclo de vida prevê o atendimento diferenciado dos indivíduos por faixas etárias, conforme mostra a Figura 4.1, as quais serão apresentadas na sequência.

SAÚDE BUCAL

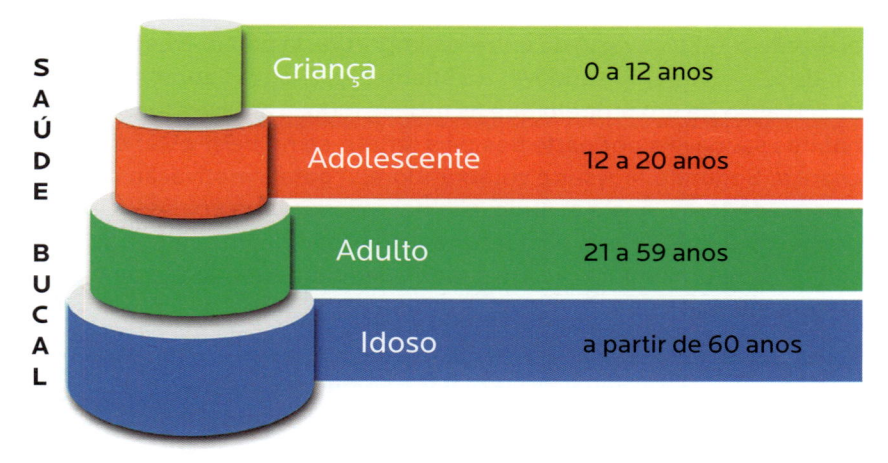

Criança	0 a 12 anos
Adolescente	12 a 20 anos
Adulto	21 a 59 anos
Idoso	a partir de 60 anos

Figura 4.1 – Faixas etárias para a atenção em saúde por ciclo de vida.

CRIANÇAS

A saúde bucal é essencial ao crescimento e desenvolvimento infantil, na medida em que agravos na cavidade bucal de crianças podem interferir ou evidenciar transtornos de nutrição e afetar sua capacidade mental e social. Hábitos alimentares desfavoráveis na infância podem contribuir ou agravar as doenças bucais, além de estarem associados com sobrepeso, obesidade, baixa estatura e baixo peso para idade.

A saúde bucal de crianças (0 a 12 anos de idade) deve permear todos os espaços e ações das Equipes de Saúde da Família, uma vez que há uma clara necessidade de compartilhar conhecimentos com todos os membros das equipes.

As ações desenvolvidas pela Equipe de Saúde Bucal das unidades de saúde devem ser voltadas para a promoção e a proteção da saúde bucal da criança e para a identificação e o tratamento precoce dos problemas detectados. A identificação de riscos e situações de vulnerabilidade à saúde bucal da criança permitirá à equipe a execução dessas ações, possibilitando o alcance e a manutenção da saúde bucal.[7]

SAÚDE BUCAL DO BEBÊ (0 A 3 ANOS)

Incentivar a participação dos pais nas consultas de pré-natal e na amamentação, com a divisão dos cuidados com os bebês, promove um fortalecimento familiar e um maior vínculo entre pais e filhos. Dessa forma, gestantes e pais/cuidadores devem ser informados sobre a saúde bucal do bebê antes mesmo do seu nascimento, no chamado pré-natal odontológico.[8]

O engajamento de toda a Equipe de Saúde da Família com ações preventivo-educativas é de extrema importância para o crescimento e o desenvolvimento saudável do infante. As crianças aprendem por observação de um modelo que as rodeia; logo, a aquisição de hábitos saudáveis por parte dos pais reflete-se no bem-estar da criança. Segundo Moysés e colaboradores,[9] para a motivação dos pais/cuidadores, neste sentido, são necessárias uma boa associação, uma escuta qualificada, uma informação baseada em evidências científicas e uma educação em saúde adequada à realidade de cada família em particular.

Torna-se válido destacar a importância da prática do aleitamento materno para o desenvolvimento das habilidades infantis. É a melhor forma de alimentação infantil, tanto do ponto de vista nutricional e imunológico, como no bom desenvolvimento sensório-motor e oral da criança[10] (Fig. 4.2). Observa-se que os principais

PARA PENSAR

A Equipe de Saúde da Família está considerando a prática do aleitamento materno no planejamento das ações na saúde bucal?

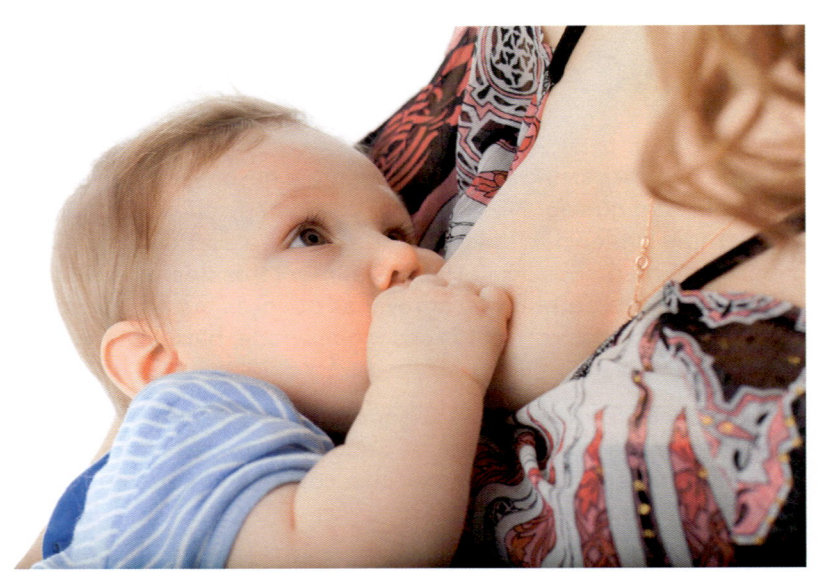

Figura 4.2 – O aleitamento materno é fundamental para o bom desenvolvimento oral da criança.

determinantes da prática do aleitamento materno são representados pela escolaridade, idade materna, renda e ocupação.[11] E, embora se tenha alcançado maior cobertura dos serviços públicos, ainda é grande o número de crianças que sobrevivem em condições ambientais desfavoráveis a essa prática.

Para Hebling e colaboradores,[12] más condições socioeconômicas de uma família podem refletir aspectos negativos para a saúde bucal. De acordo com Pizzol e colaboradores,[13] o contexto social pode apresentar influência no desencadeamento de um hábito de sucção. Fazem parte desse contexto, entre outras situações, os conflitos familiares, a necessidade de a mulher trabalhar fora para garantir ou contribuir com a renda familiar e a dificuldade de acesso aos serviços odontológicos.

É importante lembrar também que, após o período de aleitamento materno exclusivo, as crianças passam por frequentes mudanças no seu cardápio alimentar, que acompanham as diferentes fases de crescimento e desenvolvimento infantil. Aqui, é válido enfatizar que, a cada variação da dieta, há risco de exposição aos açúcares. A fase de transição alimentar consiste em um período decisivo para a instalação de hábitos alimentares saudáveis, os quais influenciam a saúde bucal, tanto imediata quanto futuramente.[16]

Uma boa estratégia para o acompanhamento odontológico da criança é o registro na caderneta de vacinação, o que pode facilitar o controle e a conscientização dos pais quanto à importância da saúde bucal de seus filhos (Fig. 4.3).

Crianças que são acompanhadas pela Equipe de Saúde Bucal até o primeiro ano de vida apresentam menores chances de receber tratamento odontológico emergencial e de passar por consultas odontológicas de urgência ao longo da infância.[18]

Após a primeira consulta, a Equipe de Saúde Bucal faz uma programação de visitas periódicas para a criança em função de seu

SAIBA MAIS

A sucção pode ser percebida antes mesmo do nascimento, sob a forma de contrações bucais ou respostas reflexas através do ultrassom pélvico da mãe.[13] Este ato é considerado a primeira fase da mastigação, pois ambas envolvem os mesmos grupos musculares.[21]

SAIBA MAIS

A persistência de um hábito de sucção, sua intensidade e frequência, aliada ao surto do crescimento craniofacial, à predisposição do indivíduo e, em certos casos, às condições nutricionais insatisfatórias e consequente deficiência da saúde, podem causar deformações morfológicas no infante, a exemplo das maloclusões.[14,15]

PARA PENSAR

A cárie dentária, quando ocorre em crianças com menos de 3 anos, torna-se um importante alerta de risco, pois há maior probabilidade de que as crianças desenvolvam cárie na dentição decídua e na permanente.[17]

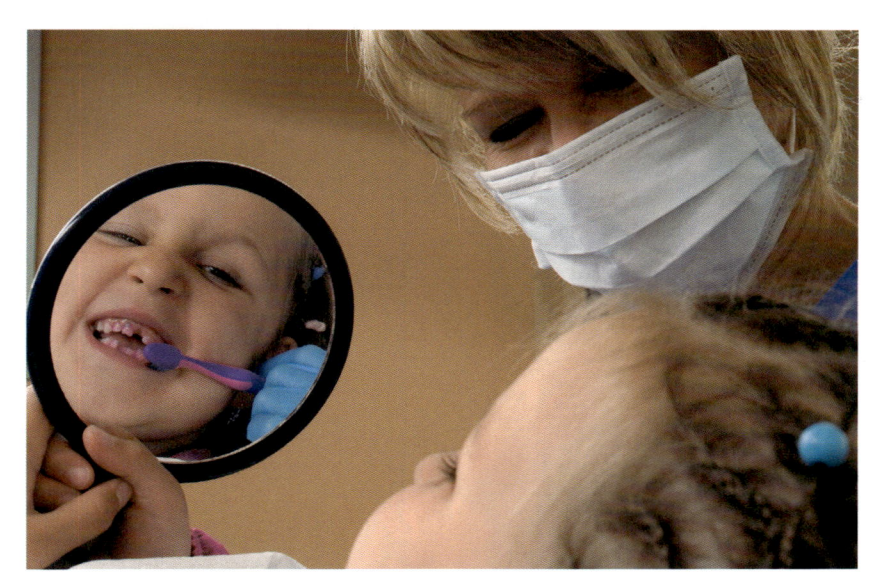

Figura 4.3 – No atendimento odontológico de bebês de 0 a 3 anos, a orientação preventiva é fundamental.

perfil de risco.[19] A necessidade de atenção à saúde bucal dessas crianças pode ser avaliada através do índice de necessidade de atenção à saúde bucal (INASB), que leva em consideração as informações sociais de toda a família.[20]

SAÚDE BUCAL DE PRÉ-ESCOLARES (3 A 6 ANOS)

A fase pré-escolar da criança é um período em que se evidencia o processo de maturação biológica e o desenvolvimento sociopsicomotor pelo qual ela passa em seu relacionamento com o meio ambiente. Com a percepção cada vez mais clara dos limites do modelo biomédico, os profissionais da saúde passaram a atuar com ênfase, na orientação de problemas emocionais e de comportamento. Estes são de natureza complexa e possuem múltiplas determinações; além disso, diferem bastante quanto aos procedimentos de investigação diagnóstica e abordagem terapêutica.

Nesta nova conjuntura, a dificuldade escolar destaca-se como uma queixa que começa a caracterizar o atendimento à criança em idade pré-escolar. Na maioria das vezes, os pais esquecem que o diagnóstico de uma causa orgânica para o mau rendimento escolar, por exemplo, envolve uma multidimensionalidade de questões que cercam o indivíduo.

De acordo com Buss,[22] as condições inadequadas de trabalho e renda geram uma precária qualidade de vida, que tem reflexo no padrão alimentar e nutricional, nas condições do ambiente físico e habitacional, nas oportunidades de educação ao longo da vida, no estilo de vida e nos cuidados inadequados com a saúde, que predispõem ao **desenvolvimento da cárie** (Fig. 4.4).

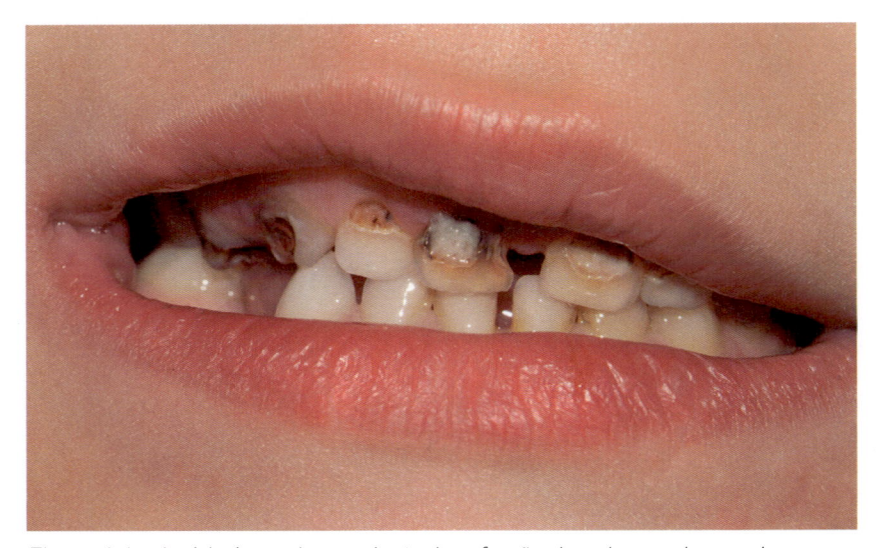

Figura 4.4 – A cárie é a mais prevalente das afecções bucais em crianças de 3 a 6 anos.

A doença cárie é mais prevalente das afecções bucais nessa faixa etária. Um estudo representativo sobre a saúde bucal da população brasileira realizado em 2010 pelo Ministério da Saúde[23] mostrou que uma criança brasileira possui, em média, 2,43 dentes com experiência de cárie, com predomínio do componente *cariado*, que é responsável por mais de 80% do índice CEO-D. Ainda de acordo com esse estudo e nesta mesma faixa etária, 52,4% das crianças brasileiras apresentam algum tipo de oclusopatia aos 5 anos de idade.

Nesta fase, a alimentação desempenha papel decisivo no desenvolvimento craniofacial, para o qual contribuem fundamentalmente os meios familiar e comunitário em que vivem e, complementarmente, as instituições que as assistem.

A literatura demonstra que uma falha nutritiva nas crianças em crescimento e desenvolvimento provoca um retardo dos centros de ossificação, podendo, assim, contribuir para as más formações esqueléticas e dentárias.[24,25] Segundo Thomaz e colaboradores (2010), é possível que um crescimento ósseo alterado no complexo craniofacial causado por má nutrição possa gerar um espaço reduzido para a erupção dentária.

CEO-D

Índice odontológico que contabiliza a quantidade de elementos dentários decíduos acometidos por cárie, elementos dentários com extração indicada e restaurados. A letra D do acrônimo utilizado na denominação do índice refere-se a "dentes examinados", para diferenciar este indicador de outro que trata de "superfícies dentárias examinadas" (CPO-S).

PARA PENSAR

De que forma os profissionais de saúde podem estimular mudanças de comportamento de famílias de pré-escolares em relação à saúde bucal? Os agentes comunitários de saúde podem auxiliar nessa investigação?

SAÚDE BUCAL DE ESCOLARES (6 A 12 ANOS)

A saúde é um campo inerente à rotina escolar. A escola deixou de ser um local voltado para o trabalho centrado em atividades curativas para transformar-se em espaço de potencialização do **autocuidado** e da educação em saúde, principalmente com a firmação do Programa Saúde na Escola (PSE), em 2007. Assim, as propostas tradicionais de educação em saúde devem ser substituídas por abordagens metodológicas, que permitam ao escolar identificar problemas, refletir, descobrir e desenvolver soluções.[26]

As crianças nesta fase estão passando por intensa socialização e, muitas vezes, envolvidas com a prática de algum esporte. Assim, os casos de **traumatismo dentário** são mais frequentes e decorrem da prática de atividades esportivas sem o uso dos equipamentos de proteção e das brincadeiras com os colegas.

A criança deve ser estimulada a realizar sozinha a higiene bucal, o que contribui para sua **autonomia** (Fig. 4.5). No entanto, é importante que os pais continuem a supervisão, principalmente da escovação noturna, complementando a escovação feita pela criança também com o uso do fio dental.

O monitoramento da erupção dos dentes permanentes deve ser realizado durante as consultas com a Equipe de Saúde Bucal, com o objetivo de prevenir ou interceptar as maloclusões e acompanhar o desenvolvimento do sistema estomatognático da criança.

Esta é a fase ideal para a participação das crianças em programas educativos preventivos, com atividades lúdicas. O enfoque familiar é de suma importância, uma vez que o aprendizado se dá, também, por meio da observação do comportamento dos pais.[19]

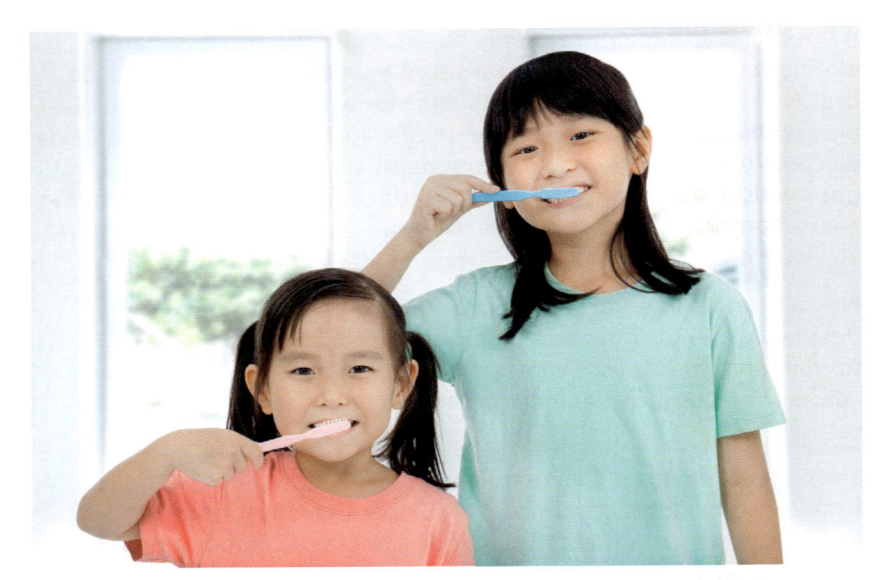

Figura 4.5 – As crianças devem ser estimuladas a realizarem sozinhas a higiene bucal, embora os pais devam continuar supervisionando-as, especialmente durante a escovação noturna.

O exame da cavidade bucal das crianças deve ser atividade de rotina para toda a equipe. Portanto, todos devem estar atentos à presença de lesões dentárias ou em tecidos moles, podendo efetuar o encaminhamento para a Equipe de Saúde Bucal.[27] Orientações quanto à importância da higiene bucal e do controle de ingestão de açúcares devem fazer parte das consultas da criança com todos os profissionais da equipe de saúde.[19]

O desenvolvimento intenso da infância permite aos profissionais de saúde planejar ações coletivas nos espaços que as crianças ocupam, à medida que crescem e se desenvolvem socialmente. Portanto, as ações educativas e preventivas, sobretudo as educativas, devem ser realizadas em grupos que usam espaços sociais.

SAIBA MAIS

O controle da cárie também pode ser realizado nas escolas, por meio de procedimentos com mínima intervenção, como utilização de fluoretos, tratamento restaurador atraumático e controle da placa bacteriana.
A partir dos 9 anos de idade, a criança já pode assumir a responsabilidade pela sua higiene bucal, inclusive pelo uso do fio dental. Porém, o envolvimento dos pais na supervisão ainda é indispensável. Até os 12 anos, recomenda-se que os pais, além de acompanharem a higiene bucal, reforcem a importância do autocuidado.[28]

Mobley e colaboradores[29] afirmam que as medidas preventivas para melhorar a saúde bucal das crianças necessitam de parcerias entre os diversos profissionais de saúde, como pediatras, nutricionistas, dentistas, além de líderes comunitários, educadores, mídia, indústria e governo. Também são necessárias medidas como:

- Aconselhamento dietético da população;
- Treinamento de profissionais de saúde para orientação sobre saúde bucal;
- Orientação à gestante quanto à importância do aleitamento materno;
- Restrição da mamadeira noturna;
- Elaboração de um guia de padrões alimentares.

ADOLESCENTES

A mudança no perfil socioeconômico do Brasil nos últimos anos contribuiu para delinear as desigualdades sociais, agravando, entre outros fatores, o desemprego, o acesso às drogas, o uso abusivo do álcool e a morbimortalidade por violência; e o jovem é visto, muitas vezes, como sujeito principal deste impacto social. É notório que o desenvolvimento acelerado do País gera uma série de desafios à trajetória dos jovens. A busca por melhores empregos e a necessidade de gerar riquezas levam o jovem a participar cada vez mais da população economicamente ativa do País, obrigando o reconhecimento da sua importância e o seu reconhecimento como membro indispensável na integralidade dos serviços de saúde.

O papel da saúde no desenvolvimento infantil e na adolescência tem sido identificado como potencial explicação para as desigualdades em saúde entre as classes sociais da corte britânica de 1958, segundo Power e colaboradores.[30]

A integralidade da atenção como uma das principais diretrizes do SUS reafirma a organização dos serviços na execução de práticas de saúde, integrando um conjunto de estratégias na prevenção de agravos e promoção de saúde, ações curativas e reabilitação. Com isso, o indivíduo é visto como um ser integrado à sociedade e às suas interfaces, e não isoladamente.

De acordo com as Diretrizes Nacionais para a Atenção à Saúde do Jovem e Adolescente,[31] 80% dos problemas de saúde podem ser solucionados na **Atenção Básica**. Porém, os serviços de saúde encontram dificuldades em atender adolescentes e jovens que passam pelo SUS "invisibilizados" por não serem reconhecidos em sua especificidade etária. A construção de ambientes saudáveis é de fundamental importância no desenvolvimento da autonomia e na participação coletiva no desenvolvimento de ações de promoção.

Dados do Instituto Brasileiro de Geografia e Estatística[32] apontam que 30,33% da população brasileira corresponde a jovens. No entanto, esses sujeitos são bastante vulneráveis e necessitam de cuidados e estratégias especiais de saúde, recaindo na detecção de agravos (psicossocial, biológico e familiar), tratamento adequado e

SAIBA MAIS

A Política Nacional de **Atenção Básica** se caracteriza por um conjunto de ações de saúde que abrange a promoção e a proteção da saúde, a prevenção de agravos, o diagnóstico, o tratamento, a reabilitação e a manutenção da saúde. Ela é exercida por meio de práticas gerenciais, democráticas e participativas no território nacional.

reabilitação. As atividades básicas dirigidas aos adolescentes podem constituir um conjunto de ações prioritárias de promoção de saúde, sendo importante observar a motivação destes em relação ao autocuidado e à proteção.

O cuidado com o paciente adolescente na rotina clínica pressupõe critérios que devem ser seguidos a fim de que seja possível minimizar as necessidades de tratamento odontológico indiscriminado, voltado, muitas vezes, ao aspecto biológico. A abordagem do paciente adolescente deve ser conduzida, sobretudo, sob um olhar social e suas variações antes mesmo de condicioná-lo ao tratamento clínico propriamente dito, pois tais observações podem modular o direcionamento e o sucesso da terapia.

Segundo Virchow, a "ciência médica é intrínseca e essencialmente uma ciência social onde a condições tanto econômicas como sociais exercem um efeito importante sobre a saúde e a doença".[33] Isso, porém, reforça os estudos de Nancy e Krieger[34] no que diz respeito aos fatores que influenciam a determinação das doenças. Para eles, os fatores e mecanismos das condições sociais potencializam a determinação das doenças, e suas informações são necessárias para a construção de ações. No entanto, a construção de um modelo alternativo de autocuidado ao paciente adolescente, recaindo não somente na busca da doença *in loco*, mas também nos fatores externos e internos, pode ter influências significativas na conduta da terapia empregada e, não obstante, no sucesso em longo prazo.

SAIBA MAIS

Os determinantes sociais de saúde correspondem aos fatores sociais econômicos, culturais, étnico-raciais, psicológicos e comportamentais, que influenciam a ocorrência de problemas de saúde na população, de acordo com a Comissão Nacional sobre Determinantes Sociais da Saúde (CNDSS).

A FAMÍLIA COMO REORDENAÇÃO DO PERFIL DO JOVEM

ATENÇÃO

O padrão de comportamento familiar pode influenciar fortemente a atitude dos adolescentes em um contexto social. Por exemplo, adolescentes criados por apenas pais fumantes ou mães que consomem muito açúcar podem ter seus comportamentos alterados nesse sentido.[37]

Segundo Muza e Costa,[35] a forma mais efetiva de melhorar a saúde de adolescentes é ampliar o enfoque no cuidado e na proteção integral das características do indivíduo com base na abordagem familiar. O adolescente tem de ser visto dentro da sociedade como um ser integrado e indivisível, tendo respeitadas as suas características pessoais, sociais e biológicas em um contexto holístico. Moysés e colaboradores[9] ressaltam que influências familiares podem determinar respostas efetivas, cognitivas e comportamentais de seus membros diante de estratégias de promoção de saúde geral e bucal.

A participação do adolescente como promotor de saúde junto a seus pares é um meio efetivo de promover conhecimentos, detectar situações, discutir o processo da adolescência, favorecendo, dessa forma, a valorização dele próprio e de seu grupo.[36]

O **Programa de Saúde do Adolescente** (PROSAD), Portaria do Ministério da Saúde n° 980/GM de 21/12/1989,[36] foi criado para incluir o adolescente na política de promoção de saúde, de identificação de grupos de risco, detecção precoce dos agravos com tratamento adequado e reabilitação, respeitadas as diretrizes do Sistema Único de Saúde garantidas pela Constituição Brasileira de 1988.[3]

COMPREENDENDO O ADOLESCENTE E SUAS ESPECIFICIDADES NA REORDENAÇÃO DA CONDUTA DA SAÚDE BUCAL

Outras características não menos importantes devem ser consideradas na avaliação do paciente adolescente na clínica odontológica, como a manifestação biológica referente às suas modificações sexuais, as quais acarretam mudanças psicoafetivas individuais e sociais profundas. O desenvolvimento sexual do adolescente sofre as influências dele próprio, da família, da cultura e de seus semelhantes, colocando a sociedade como um poderoso determinante do seu comportamento.

Moysés e colaboradores, ao citar *Bee* (2008), enfatizam que adolescência é um período de transição em que a criança se modifica física, mental e emocionalmente, tornando-se um adulto. Entretanto, as transformações decorrentes do amadurecimento causam um forte impacto no autoconceito e na autoestima do jovem, modificando sua relação com o meio em que está inserido.[9] Por outro lado, o adolescente se mostra em um período de inconstância social, no qual as dúvidas e incertezas sobre o seu futuro podem influenciar seus hábitos e ações.

No entanto, essa mudança no perfil psicológico do adolescente leva a uma vulnerabilidade social, e ele passa a integrar um estrato da sociedade no qual algumas manifestações de doenças bucais, como a cárie dentária, são extremamente prevalentes e relevantes quando do planejamento terapêutico.

Dados do último Levantamento Epidemiológico Nacional Saúde Brasil 2010[38] comprovam que houve melhora no índice de dentes perdidos em adolescentes, e 87% dos jovens na faixa etária de 15 a 19 anos não tiveram perda dentária por conta de bactérias – em 2003, esse índice era de 73%. Com isso, 18 milhões de dentes deixaram de ser atacados entre 2003 e 2010. Apesar da melhora, algumas doenças ainda são bastante prevalentes na adolescência, como a cárie dentária e a doença periodontal.[1]

A **odontalgia**, causada principalmente pela cárie dentária, é uma condição bucal que afeta proporções consideráveis de populações humanas, mas, especificamente, estratos jovens e economicamente desfavorecidos.[39] Além disso, a odontalgia produz impacto negativo sobre a qualidade de vida, ocasionando sofrimento, queda no desempenho laboral, no aprendizado e dificuldades no convívio social.[40,41]

Apesar de a **cárie dentária e a doença periodontal** ainda constituírem as principais manifestações de doenças orais na adolescência,[31] Tamietti e colaboradores,[42] em estudos com escolares, afirmaram que a percepção sobre saúde bucal por parte desses indivíduos ainda é baixa. Muitos ainda não relacionam a cárie com doença e desconhecem a importância da saliva na proteção dos dentes, embora acreditem que as bactérias da cárie comam os dentes. Acreditam também que o edentulismo é inevitável para idosos.

PARA PENSAR

Você acredita que adolescentes ansiosos e inseguros têm o hábito de ingerir mais açúcares? Que impacto os fatores psicossociais citados no texto teriam na saúde bucal de adolescentes?

O olhar ao indivíduo adolescente na abordagem à saúde bucal deve transcender a visão meramente neocartesiana e incluir novos elementos de investigação não menos relevantes que os aspectos biológicos. Nesse contexto, Cordelline[43] afirma que a sexualidade assume importância no processo de maturação do jovem trazendo novos objetos que devem ser considerados quando da avaliação do individuo adolescente na terapia da saúde bucal.

Se pensarmos por esse lado, a compressão sexual dentro de uma abordagem clínica pode contribuir, muitas vezes, para o direcionamento das atividades não só psicológicas, mas também biológicas – por exemplo, as manifestações de periodontites pré-puberais e juvenis agressivas moduladas pelo componente hormonal na maturação da placa bacteriana,[44] assim como as doenças sexualmente transmissíveis e suas manifestações bucais mais comuns.

O ADOLESCENTE NA ATENÇÃO BÁSICA

Inúmeros são os passos que norteiam o cuidado com o adolescente na Atenção Básica. Antes de tudo, deve-se estimular a participação do paciente jovem no autocuidado observando suas limitações e procurando respeitar sua identidade social. No entanto, abordá-lo como um membro indivisível dentro de um complexo coletivo é de fundamental importância (Fig. 4.6).

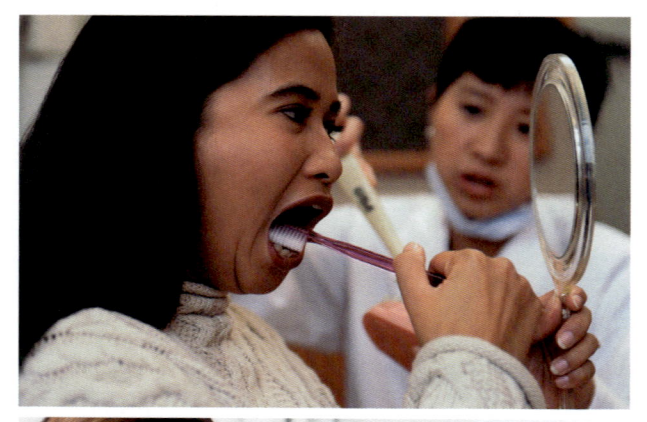

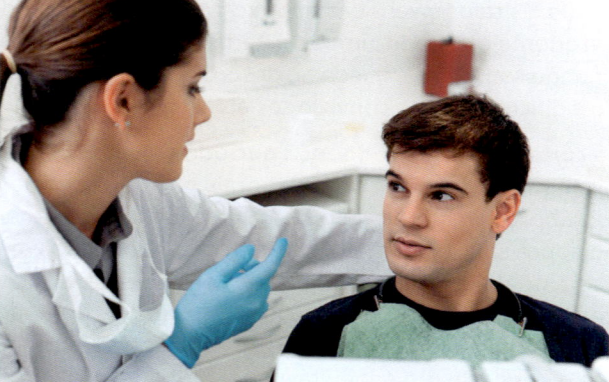

Figura 4.6 – O atendimento ao adolescente na Atenção Básica deve ressaltar a importância do autocuidado observando suas limitações e procurando respeitar sua identidade social.

Souza e colaboradores,[45] ao citar Merhy, reafirmam que o serviço de saúde, ao adotar práticas centradas no usuário, precisa desenvolver capacidades de acolher, responsabilizar, resolver e autonomizar.

Moysés e colaboradores[9] e Jaouich e colaboradores[46] colocam que o conceito de clínica ampliada deve ocorrer no acolhimento de ações continuadas entre os adolescentes e suas famílias.

O Protocolo de Programa de Aprendizagem da Pontifícia Universidade Católica do Paraná (PUCPR) estabelece alguns outros critérios importantes que devem ser observados na clinica ampliada para famílias com adolescentes. De acordo com Moysés e colaboradores[9], esses critérios seriam:

- Tematização da sexualidade/gravidez, drogas, violência, autoestima, diálogo na família, atividade física e mental, cidadania, bem como tematização do corpo e da boca como suporte para a individualidade;
- Estratégias de comunicação de mobilização que favoreçam o diálogo e o vínculo: música, teatro, mobilização para causas sociais;
- Critérios clínicos: fatores psicossomáticos, sobrepeso, altura, depressão e estética bucal.

É importante ressaltar que o crescimento, o desenvolvimento e as características pessoais dos adolescentes resultam da interação biológica, psicológica e social no contexto da família, da sociedade e do ambiente sociocultural.[36]

Para Souza e colaboradores (2007), a escovação diária mostrou-se o principal instrumento para a manutenção da boa saúde bucal, assim como as práticas preventivas reconhecidas e utilizadas pelos adolescente sem um estudo realizado para avaliar sua percepção dos procedimentos coletivos, realizado na cidade de Embu, SP.

Essa má interpretação dos jovens em relação à saúde bucal, muitas vezes, é resultado da falta de informação nas escolas, espaços públicos e meios de comunicação sobre a importância da manutenção e conservação da saúde oral. Muitos são os conceitos erroneamente apresentados sobre o assunto, além da falta de incentivo por parte de uma política pública que envolva o jovem dentro do seu ambiente social e humano. Para Pellegrini Filho,[47] as iniquidades de informação são especialmente graves, pois, ao reforçar a exclusão, têm o poder de gerar e ampliar outras iniquidades.

De fato, o acesso a fontes e fluxos de informação em saúde aumenta o conhecimento e a capacidade de ação, permitindo a adoção de comportamentos saudáveis e a mobilização social para melhoria das condições de vida.

A utilização de espaços públicos para realizar reuniões sobre temas relacionados à saúde bucal do jovem é de extrema importância na transformação social desses indivíduos. Aspectos biológicos como **dentes, gengiva, osso, oclusão, cárie, doença periodontal, herpes labial, DSTs, câncer bucal**, entre outros, deverão ser abordados dentro do contexto social no qual o adolescente está inserido. Os procedimentos coletivos realizados como rotina de atendimento do cirurgião-dentista na Atenção Básica constituem os meios essenciais para essas discussões.

O exame clínico local em pacientes adolescentes deve seguir algumas observações relativas a doenças de maior evidência nessa fase (Fig. 4.7). Observa-se alta incidência de gengivites e pode ocorrer uma doença, de baixa prevalência, não exclusiva, mas própria desta faixa etária: a periodontite juvenil, localizada ou generalizada, cujas características principais são:[48]

- Presença de placa bacteriana nessa fase, como doença cárie, gengivite e periodontites;
- Progressão rápida da doença periodontal;
- Aspecto periodontal saudável.

No entanto, o cirurgião-dentista deve estar atento às manifestações clínicas dessas doenças por meio do diagnóstico precoce e do tratamento adequado. É importante utilizar linguagem adequada, uma vez que adolescentes não são crianças e merecem outro tipo de abordagem. Alguns conceitos como análise de si próprios, estética,

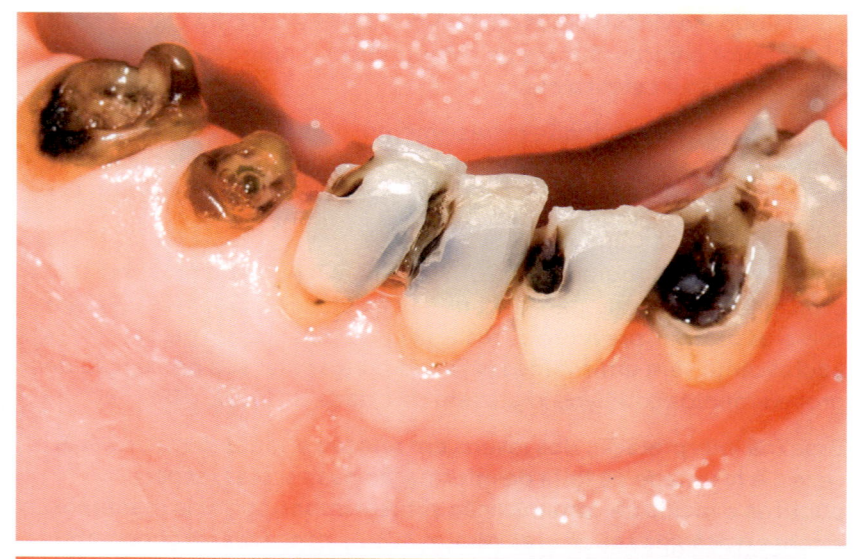

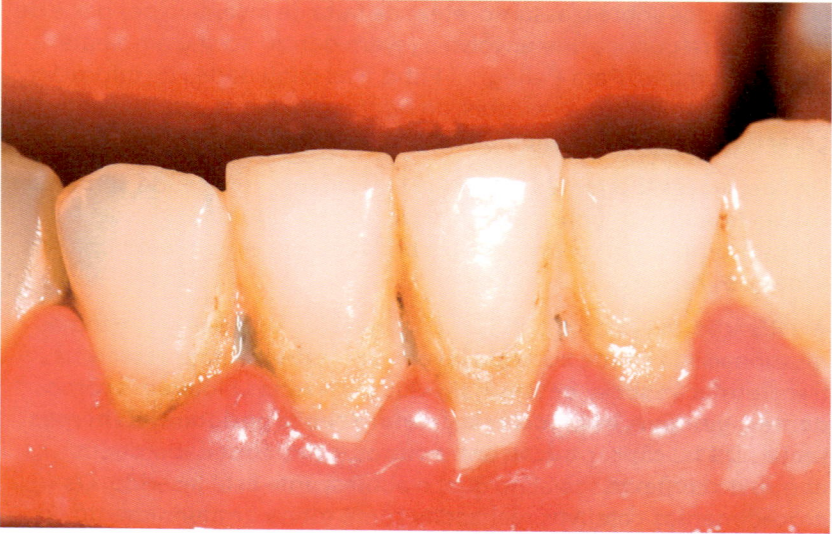

Figura 5.7 – Cárie, gengivite e periodontites são as doenças de maior incidência entre adolescentes.

empoderamento e aceitação do seu grupo social são importantes na motivação do jovem ao tratamento clínico odontológico. A participação de outros grupos de profissionais de saúde, como médicos, enfermeiros, psicólogos e nutricionistas, é indispensável para uma melhor conduta do paciente adolescente na Atenção Básica. Temas como promoção e alimentação saudável, hábitos de higiene bucal, sexo, fumo, álcool, drogas, bulimia, entre outros, devem ser trabalhados em rodas de discussão nas Unidades de Saúde da Família.

Motivar o adolescente no contexto da promoção, proteção e recuperação da saúde, absorvendo suas especificidades sociais, ainda constitui ferramenta importante no direcionamento das ações do cirurgião-dentista na abordagem odontológica. Devemos lembrar que esse reconhecimento é necessário ao direcionamento das nossas ações.

ADULTOS

Historicamente, a atenção à saúde bucal dos adultos, pessoas entre 21 e 59 anos, no sistema público, restringiu-se basicamente às **exodontias** e aos atendimentos de urgência, geralmente mutiladores. Mesmo com as políticas de saúde privilegiando grupos escolares, isso não resultou, pelo menos até os dias atuais, no que se esperava: uma população adulta saudável.

Este fato pode ser observado nos adultos e idosos de hoje, que apresentam elevado percentual de problemas periodontais e perda de elementos dentais, principalmente a partir dos 40 anos de idade.[49]

Avaliando os pacientes atendidos na clínica de adulto do curso de odontologia da CESUMAR, Paganelli e colaboradores[50] observaram que 44% dos pacientes necessitavam e foram submetidos a exodontias, somando-se aos 32,4% que já apresentavam alguma perda dentária. Assim, percebe-se que a cárie e a consequente extração dentária continuam representando problemas de alta prevalência e gravidade para a população adulta. Entre os adultos, aos 40 anos, já existe a falta de cerca de 13 dentes permanentes.[49]

De acordo com os mesmos autores, com relação à doença periodontal, medida pelo IPC (Índice Periodontal Comunitário), observa-se o mesmo quadro de deterioração da saúde. Aos 15 anos, 46% das pessoas apresentam o periodonto sadio. Este percentual cai para 21% na população adulta (35-44 anos). No entanto, a periodontite não é a principal causa de perda de dentes em adultos.

Os resultados de um estudo que buscou investigar as características dos serviços odontológicos públicos pela população adulta brasileira na faixa de 35 a 44 anos, por meio de dados do relatório Saúde Bucal Brasil 2003,[7] mostraram que a população que demandou os serviços odontológicos públicos era do gênero feminino e menos favorecida socioeconomicamente. Essa população também apresentou maiores necessidades de tratamento e avaliou o atendimento recebido como regular.

Segundo os autores, a situação de grande necessidade acumulada reflete o histórico isolamento desse segmento populacional na atenção à saúde bucal no Brasil e coloca um grande desafio ao SUS, considerando o seu papel na redução das desigualdades e de provimento de acesso universal ao cuidado integral.[51]

Em relação à abordagem do adulto, é indispensável que o profissional de saúde bucal detenha conhecimentos em relação ao seu território de atuação, população adstrita, unidade de saúde e recursos humanos disponíveis no seu local de trabalho.[49,50] Em outras palavras, o planejamento da saúde bucal deve incluir toda a equipe de saúde da unidade e os recursos e espaços sociais da comunidade. Além disso, as práticas devem incorporar tanto procedimentos de recuperação da saúde quanto ações de promoção, prevenção e manutenção, em uma perspectiva interdisciplinar e intersetorial (Fig 4.8). Assim, os espaços de trabalho da equipe são múltiplos, e a equipe deve se esforçar para compreender as pessoas a partir dos seus contextos. Ressalta-se, ainda, que a avaliação por meio de levantamentos e monitoramento deve ser uma constante.

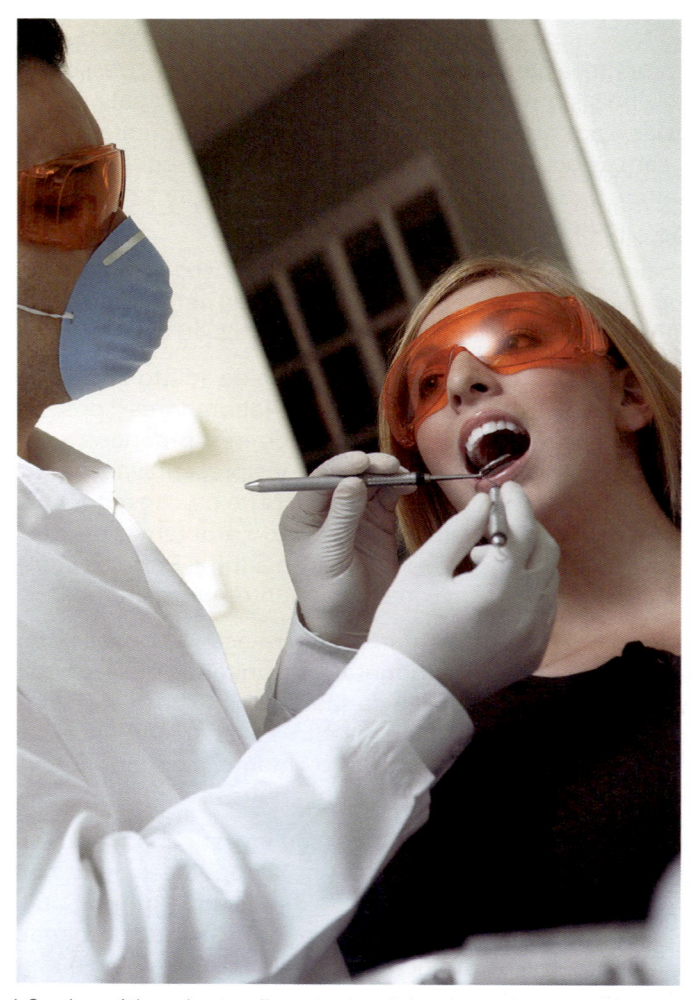

Figura 4.8 – As práticas de atendimento do adulto devem incorporar tanto procedimentos de recuperação da saúde, quanto ações de promoção, prevenção e manutenção, em uma perspectiva interdisciplinar e intersetorial.

Ações coletivas voltadas ao público adulto dentro da atenção à saúde bucal são pouco frequentes. Isso se deve ao fato de o cirurgião-dentista ainda não ter encontrado métodos eficazes para realizar essa abordagem coletiva junto à população adulta que não está inserida nos grupos prioritários.

Para complementar esse processo de educação, uma sugestão é a realização de reuniões periódicas, uma ou duas vezes por mês, envolvendo grupos de 15 a 20 adultos, divididos por microáreas. Entre os assuntos abordados pode estar a etiologia dos principais agravos que afetam a saúde bucal do adulto, sobretudo a cárie e a doença periodontal, ressaltando a importância dos métodos preventivos, como higiene oral e alimentação.[52]

Diante das dificuldades enfrentadas pelo paciente adulto para conseguir atendimento na unidade de saúde, a visita domiciliar se torna uma grande aliada na identificação das necessidades desse público, bem como na sua inserção nos serviços de assistência odontológica. A busca ativa é por adultos que não estejam enquadrados nos grupos prioritários, dando-se preferência às famílias que apresentam casos de dor, além de índices mais elevados de cárie e doença periodontal. Assim, uma opção seria, ao fim da visita domiciliar, realizar o agendamento para atendimento clínico do integrante da família que apresente necessidades mais urgentes de tratamento curativo na unidade de saúde. Após a conclusão do tratamento ou eliminação das prioridades acordadas com o paciente, os outros membros da família poderão ser agendados de acordo com suas necessidades.[52]

No entanto, existem **obstáculos** a serem enfrentados para o planejamento das ações direcionadas ao paciente adulto. Entre eles estão a formação acadêmica de muitos profissionais que trabalham na rede pública, centrada no tecnicismo da profissão odontológica; a falta de horários alternativos para atendimento; e a motivação do paciente, uma vez que, de acordo com a UFMA,[52] o adulto está sujeito à influência de fatores que podem gerar estresse emocional, como dificuldades financeiras, problemas sociais e falta de tempo. Soma-se a isso o fato de que os problemas bucais, em sua maioria, não causam ameaça à vida, sendo compostos, em geral, de alguns episódios agudos e prontamente tratáveis. Dessa forma, como seu impacto no bem-estar pode não ser óbvio, os problemas bucais são, muitas vezes, minimizados pelo contexto de outras condições crônicas mais sérias.

O sistema de prestação de cuidados à saúde vem sofrendo uma grande **mudança de paradigma**. Nesse contexto, em relação aos problemas bucais, com fortes raízes sociais e econômicas, essas características só podem ser suficientemente compreendidas e explicadas quando seus portadores são ouvidos e quando o autodiagnóstico e as opiniões destas pessoas são levadas em consideração.[53]

Assim, os conceitos de necessidade e população-alvo, no caso, os adultos, são essenciais para o planejamento em saúde, que tem como um dos pontos de partida a identificação das necessidades de serviços. E para que um indivíduo use um serviço de saúde, não basta que exista oferta; a premissa básica é que ele perceba a necessidade.[54] Por sua vez, a necessidade percebida é influenciada por crenças e conhecimentos, bem como por julgamentos de valores, fatores psicológicos, socioeconômicos e culturais.[55,56]

Afonso-Souza e colaboradores, cuidados por Miranda,[57] elencaram alguns fatores que estão associados com a percepção de necessidade de tratamento. Entre eles estão o número de dentes cariados, a dor de origem dentária e o número de dentes perdidos.

ORAL HEALTH IMPACT PROFILE

O Oral Health Impact Profile (OHIP) foi criado, inicialmente na língua inglesa, para avaliar o impacto social da doença bucal. O OHIP é composto pelos seguintes domínios:

- Limitação funcional;
- Dor física;
- Desconforto psicológico;
- Incapacidade física;
- Incapacidade psicológica ;
- Incapacidade social;
- Deficiência na realização das atividades cotidianas.

Foi desenvolvida uma versão reduzida do OHIP com 14 itens, o OHIP 14, mantendo as sete dimensões. As 14 questões foram efetivas para revelar as mesmas associações com fatores clínicos e sociodemográficos observados na utilização do instrumento original.

Para a adaptação do instrumento à realidade nacional, foi realizada a tradução transcultural. A validação do instrumento demonstrou propriedades psicométricas semelhantes às originais.[58]

SAIBA MAIS

Para aprofundar seus conhecimentos e subsidiar sua ação de planejamento, leia os capítulos III e IV de *Cadernos de Atenção Básica*;[48] a Linha Guia da SES-MG, *Atenção em saúde bucal*, pp. 225-242;[62] e, a Parte 1 do livro *Planejamento, gestão e avaliação em saúde bucal*, pp. 15-71.[63]

IDOSOS

Envelhecimento populacional é definido como a mudança na estrutura etária da população, o que produz um aumento do peso relativo das pessoas acima de determinada idade, considerada como definidora do início da velhice.[5,59] No Brasil, é definida como idosa a pessoa que tem 60 anos ou mais.[60]

O marco no processo de garantia dos direitos do idoso é a Lei 10.741, de 1º de outubro de 2003, que instituiu o Estatuto do Idoso, o guia essencial para tornar as políticas públicas cada vez mais adequadas ao processo de ressignificação da velhice.[61]

SAIBA MAIS

Conheça o estatuto do idoso acessando a Biblioteca Virtual em Saúde em http://bvsms.saude.gov.br/bvs/publicacoes/estatuto_idoso_2ed.pdf[64]

Especificamente na saúde, foi instituída a Política Nacional de Saúde da Pessoa Idosa, aprovada pela Portaria nº 2.528 de 19 de outubro de 2006.[5] A política tem por finalidade "recuperar, manter e promover a autonomia e a independência dos indivíduos idosos, direcionando medidas coletivas e individuais de saúde para esse fim, em consonância com os princípios e diretrizes do Sistema Único de Saúde".

As diretrizes dessa política são apresentadas a seguir:

a) Promoção do envelhecimento ativo e saudável;
b) Atenção integral, integrada à saúde da pessoa idosa;
c) Estímulo às ações intersetoriais visando à integralidade da atenção;
d) Provimento de recursos capazes de assegurar qualidade da atenção à saúde da pessoa idosa;
e) Estímulo à participação e fortalecimento do controle social;
f) Formação e educação permanente dos profissionais de saúde do SUS na área de saúde da pessoa idosa;
g) Divulgação e informação sobre a Política Nacional de Saúde da Pessoa Idosa para profissionais de saúde, gestores e usuários do SUS;
h) Promoção de cooperação nacional e internacional das experiências na atenção à saúde da pessoa idosa;
i) Apoio ao desenvolvimento de estudos e pesquisas.

Sendo assim, a saúde da pessoa idosa passou a representar a interação entre a saúde física, a saúde mental, a independência financeira, a capacidade funcional e o suporte social.[66]

De acordo com o conceito de **capacidade funcional**, um idoso com uma ou mais doenças crônicas pode ser considerado um idoso saudável se comparado com um idoso com as mesmas doenças, porém sem controle destas, com sequelas decorrentes e incapacidades associadas. Assim, o bem-estar na velhice, ou saúde em um sentido amplo, seria o resultado do equilíbrio entre as várias dimensões da capacidade funcional do idoso, sem necessariamente significar ausência de problemas em todas as dimensões (Fig. 4.9).[67]

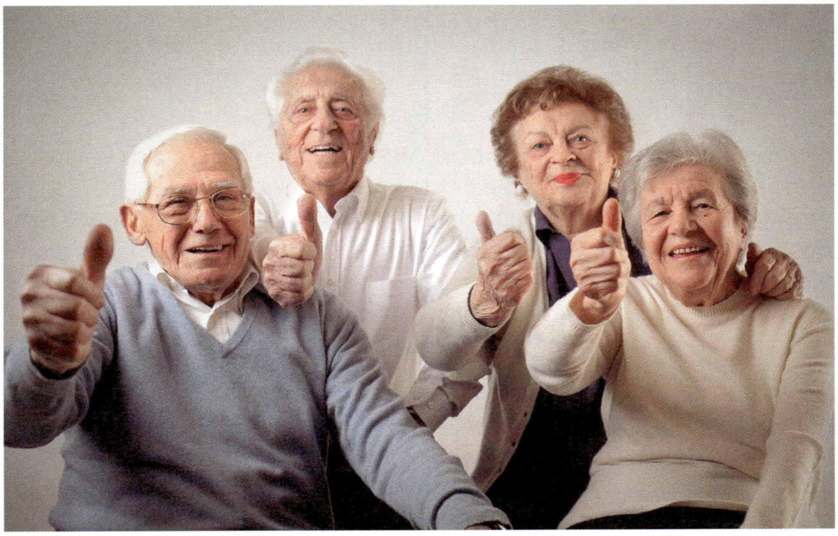

LEMBRETE

A Lei nº 8.842[65] dispõe sobre a política nacional do idoso e cria o Conselho Nacional do Idoso. Seu objetivo é assegurar os direitos sociais dessa população, criando condições para promover sua autonomia e participação efetiva na sociedade. Saiba mais em http://www.mds.gov.br/assistenciasocial/secretaria-nacional-de-assistencia-social-snas/cadernos/politica-nacional-do-idoso/politica-nacional-do-idoso

Figura 4.9 – Uma boa avaliação da capacidade funcional dos idosos é fundamental para indicar soluções que visam ao bem-estar na velhice.

> **PARA PENSAR**
> Será que os profissionais de saúde bucal têm alguma implicação no processo de manutenção da capacidade funcional do idoso?

Para os autores anteriormente citados, a manutenção da capacidade funcional é, em essência, uma **atividade multiprofissional** para a qual concorrem médicos, enfermeiras, fisioterapeutas, terapeutas ocupacionais, psicólogos e assistentes sociais.

BOMFAQ

Para auxiliar a avaliação global da capacidade funcional de um idoso, alguns instrumentos foram desenvolvidos. No Brasil, o **BOMFAQ** é a versão em português do Multidimensional Functional Assessment Questionaire (OMFAQ), concebido nos Estados Unidos.[68] Trata-se de um questionário fechado usado em um inquérito populacional de seguimento com idosos no Brasil – o Projeto Epidoso, na cidade de São Paulo, que fornece dados sociodemográficos, avalia a percepção subjetiva do idoso, a saúde física e mental (aspectos cognitivos e emocionais), a independência no dia a dia, o suporte social e familiar e a utilização de serviços.

Com a aplicação desse instrumento, torna-se possível traçar um perfil de saúde multidimensional, identificando quais as dimensões que mais diretamente comprometem a capacidade funcional do idoso e, com isso, indicar soluções que transcendam uma linha programática baseada no aumento da cobertura diagnóstica e terapêutica das doenças crônicas não transmissíveis (DCNT) que acometem a população idosa.[67]

ABORDAGEM DA SAÚDE BUCAL DO IDOSO

Os resultados das **pesquisas epidemiológicas** SB Brasil 2003 e 2010, sobre as condições de saúde bucal na população brasileira, não enfatizaram diferença significante em relação ao índice de cárie. No entanto, apontaram o edentulismo como um indicador crítico de saúde bucal entre os idosos.

É crescente o número de estudos sobre a autopercepção dos idosos, principalmente com relação à perda dentária e aos aspectos psicológicos, sociais e funcionais relacionados ao edentulismo. Várias pesquisas mostram os prejuízos gerados pela perda dentária; porém, eles podem ser compensados parcialmente por meio da reabilitação odontológica dos indivíduos, reabilitação não só funcional, mas também social e psicológica.[69-71]

De acordo com os principais resultados do SB Brasil 2010,[72] na faixa etária de 65 a 74 anos, a proporção de indivíduos que não necessitava de prótese dentária foi de apenas 7,3%. Dos pesquisados, apenas 23,5% não usava algum tipo de prótese dentária superior e 46,1% não fazia uso de prótese inferior. A porcentagem de usuários de prótese total foi de 63,1% para o Brasil, variando de 65,3% na Região Sul a 56,1% na Região Nordeste. Ainda nesse estudo, foi avaliada a dimensão do impacto das condições de saúde bucal sobre a vida diária das pessoas, e cerca de 46% dos idosos relataram algum impacto, sendo o mais prevalente, em todos os grupos etários e regiões, a **dificuldade para comer**.

Diante desse contexto, levando-se em consideração que o número de dentes presentes interfere diretamente na qualidade de vida dos indivíduos, uma vez que influencia funções nutricionais, de fonação, estética ou mesmo na socialização, seria a presença ou a ausência de dentes um fator determinante para o envelhecimento saudável? E, pensando positivamente nesse contexto, como deveria ser a abordagem do profissional de saúde bucal ao paciente idoso?

No sistema público de saúde do Brasil, a porta de entrada dos usuários é a Estratégia Saúde da Família (ESF). A partir dela, existem algumas possibilidades de abordagem ao paciente idoso:

GRUPOS DE EDUCAÇÃO EM SAÚDE: A participação em grupos periódicos de conversa é um espaço coletivo adequado para a exposição de assuntos relacionados à saúde e para o estreitamento do vínculo profissional-paciente. Também representa uma oportunidade de relacionamento afetivo entre os idosos da comunidade, funcionando, muitas vezes como opção de lazer e encontro entre amigos;

VISITA DOMICILIAR: Todo paciente com mais de 60 anos que não tenha condições de se deslocar para o atendimento na unidade de saúde deve receber no seu domicílio a visita da eSF e eSB;

ACOLHIMENTO: Dispositivo utilizado na unidade de saúde que promove uma escuta qualificada do usuário por uma equipe de profissionais, funcionando como um momento de orientação e esclarecimento sobre informações de saúde e fluxos de atendimento na rede e na unidade de saúde da família (USF);

CONSULTA AMBULATORIAL: Espaço reservado para a realização do exame clínico do paciente. Nesse momento, deve-se dar bastante destaque à anamnese, que na maioria das vezes orientará o exame físico, devendo ser respeitadas e consideradas as alterações sistêmicas e bucais autorreferidas (Fig. 4.10). O Quadro 4.1 apresenta as principais alterações sistêmicas que podem ser referidas ou percebidas no paciente idoso e o Quadro 4.2, as condições bucais mais comuns nos idosos.

Espaços coletivos como asilos, igrejas, casas de repouso e praças devem ser utilizados para promover encontros de educação em saúde de caráter multidisciplinar. Além deles, os momentos passados na recepção, na sala de espera e nas salas de vacinação são ricos em aprendizado, trocas de experiências, informações e esclarecimentos nos serviços de saúde. É importante destacar que a manutenção da autonomia e da inclusão social do paciente idoso, seja na sua família ou na comunidade onde reside, fará a diferença na abordagem, aceitação e sucesso do tratamento e, consequentemente, na saúde da pessoa idosa.

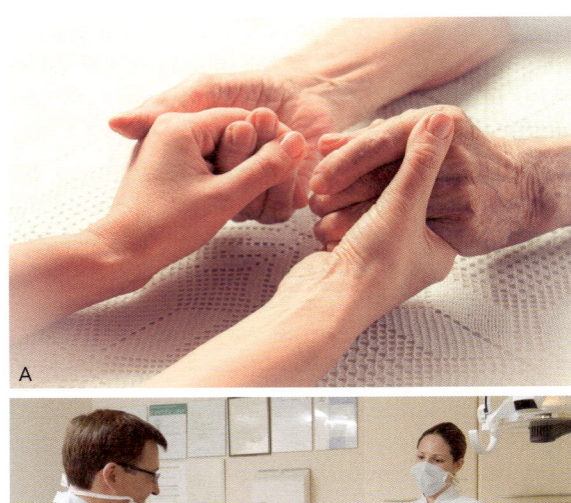

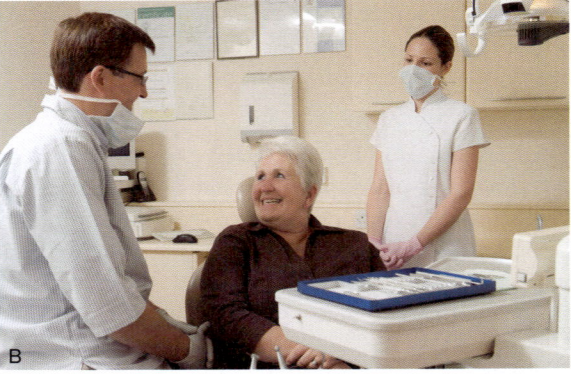

Figura 4.10 – *(A) A anamnese deve ser realizada fora da cadeira do dentista, preferencialmente em uma antessala para que a conversa flua e o caso clínico seja formado inicialmente e a partir das percepções do próprio paciente, valorizando suas experiências, história de vida, autopercepção das suas necessidades. (B) Durante a realização do exame físico, devem ser repetidas e consideradas as alterações sistêmicas e bucais referidas pelo paciente.*

QUADRO 4.1 – **Alterações sistêmicas que podem ser referidas ou percebidas no paciente idoso**

- Doenças coronarianas
- Osteoporose
- Infecções respiratórias
- Deficiência nutricional
- Desidratação
- Hipotensão postural
- Diminuição de massa magra, acarretando menos força.
- Manutenção do paladar para alimentos doces ou ácidos
- Grande variação do sistema imunológico, cujo comprometimento manifesta-se por aumento de infecções oportunistas e câncer
- Capacidade metabólica do fígado e função renal diminuídas
- Capacidade de identificar odores, acuidade visual e auditiva diminuídas
- Regulação diminuída da temperatura corporal, deixando-os menos tolerantes ao frio

Fonte: Brasil1,[73] e Universidade Federal do Maranhão.[29]

> **QUADRO 4.2** – **Condições bucais comuns nos idosos**
> - Reabsorção óssea
> - Candidíase eritematosa
> - Queilite angular
> - Úlceras traumáticas
> - Câncer bucal
> - Doenças periodontais
> - Diminuição do fluxo salivar

Fonte: Adaptada de Universidade Federal do Maranhão.[29]

GOHAI

O Índice de Avalição da Saúde Oral Geriátrica – GOHAI, utilizado também em adultos, avalia a percepção que o indivíduo tem de sua qualidade de vida perante suas condições de saúde bucal. Este índice avalia esta percepção nas seguintes dimensões: 1) funcional (o que prejudica ou não suas funções diárias), 2) psicológica (o que está prejudicando ou não seu lado emocional), 3) social (se existem prejuízos ou não nas suas relações com outras pessoas) e 4) presença ou não de dor, medida considerando a frequência com que o problema foi percebido nos três últimos meses.

O instrumento original trabalha com cinco níveis de resposta para cada uma das 12 perguntas (sempre, repetidamente, algumas vezes, raramente e nunca). Para facilitar a aplicação e compreensão do paciente, sugere-se utilizar somente três alternativas: "sempre", "algumas vezes", ou "nunca".[74,75]

SUGESTÃO DE PROTOCOLO PARA ABORDAGEM AO IDOSO BASEADA NA EXPERIÊNCIA DE UMA eSB

- **1º CONTATO:** A Equipe de Saúde Bucal – cirurgião-dentista (CD), técnico em saúde bucal (TSB) ou auxiliar de saúde bucal (ASB) – deve receber o paciente idoso cumprimentando-o respeitosamente e promovendo, sempre que possível, uma escuta atenciosa das suas queixas iniciais. Nesse momento, é importante a identificação do usuário observando a que eSF ele pertence, se possui o cadastramento da família na USF e o cartão SUS. Essa demanda pode ser originada a partir do acolhimento da Unidade de Saúde da Família (USF), visita domiciliar, Agente Comunitário de Saúde (ACS), do encaminhamento de outro profissional de saúde, ou de uma demanda espontânea à sala de saúde bucal. Caso não haja tempo hábil para essa conversa, a eSB deve agendar um momento seguinte, que pode ser o dia de participação do CD no acolhimento da USF, o dia do grupo de educação em saúde ou uma consulta individualizada. Nesse momento, informar e incentivar o paciente a participar do grupo de educação em saúde para idosos da Equipe de Saúde da Família (eSF) de referência.

- **SUGESTÃO DE TEMAS PARA ATIVIDADE NOS GRUPOS**
  (para idosos, cuidadores e familiares):
    - Direitos dos idosos;
    - Alterações de saúde sistêmicas;
    - Saúde e higiene bucal;
    - Doenças da boca;
    - Autoexame bucal, fatores de risco e prevenção do câncer de boca;
    - Lesões potencialmente malignas;
    - Alimentação saudável;
    - Escovação bucal e da prótese com prática supervisionada;
    - Autocuidado em saúde;
    - Exercício físico;
    - Tabagismo.

- **GRUPO DE EDUCAÇÃO EM SAÚDE PARA OS IDOSOS:** Esse momento é realizado mensalmente em parceria com outros profissionais de saúde da eSF, do Núcleo de Apoio à Saúde da Família (NASF), da Academia da Cidade, entre outros. É um espaço de interação usuário-profissional, de observação, de investigação das necessidades autorreferidas e de sugestões para a adequação do processo de trabalho das equipes. Apresentar as atividades desenvolvidas na comunidade e promover eventos de lazer, como passeios e oficinas de artes, também fazem parte desse momento. Pode funcionar como um momento de avaliação conjunta das atividades da eSF e eSB, podendo ser realizado trimestralmente, orientando as ações destinadas a esse grupo. Cabe ressaltar que este pode representar o primeiro contato do usuário como a eSB (Fig. 4.11).

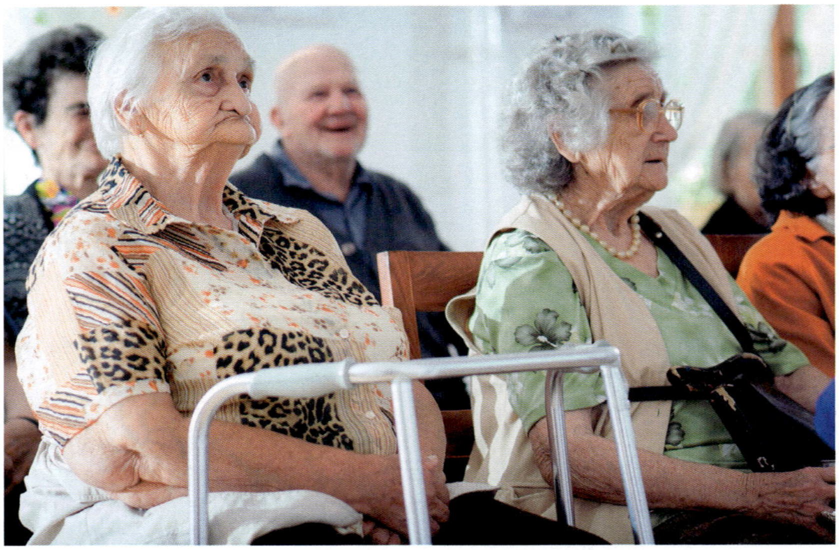

Figura 4.11 – Os grupos de educação em saúde para os idosos são importantes epaços de interação usuário-profissional.

- **1ª CONSULTA:** Identificar o caso clínico por meio de uma visão holística do paciente, de clínica ampliada. A anamnese consiste em escutar o idoso, sua história de vida, inserção na família e no mercado de trabalho, renda familiar, posição que ele ocupa na família, condições de moradia, angústias e queixas de saúde, estabelecendo uma verdadeira conversa e preenchendo a ficha clínica. Também é importante verificar se o paciente está em acompanhamento médico, se existe alguma alteração sistêmica, se faz uso de algum medicamento e solicitar uma relação deles ou pedir que o paciente leve os medicamentos na próxima consulta. Se houver necessidade, encaminhar para a avaliação pela eSF (médico, enfermeira) e fazer uma discussão multiprofissional sobre o paciente em um momento posterior de reunião em equipe. Realizar o exame físico, com palpação de gânglios, estruturas da ATM e estruturas intraorais e registrar na ficha clínica com odontograma. Realizar solicitação de exames complementares (de sangue, por imagem) e encaminhamentos sempre que necessário. A partir de então, tentar combinar o plano de tratamento odontológico com o paciente e fazer acordos com ele em relação à participação no grupo de educação em saúde, ao autocuidado, aos procedimentos prévios e aos horários das próximas consultas (Fig. 4.12).

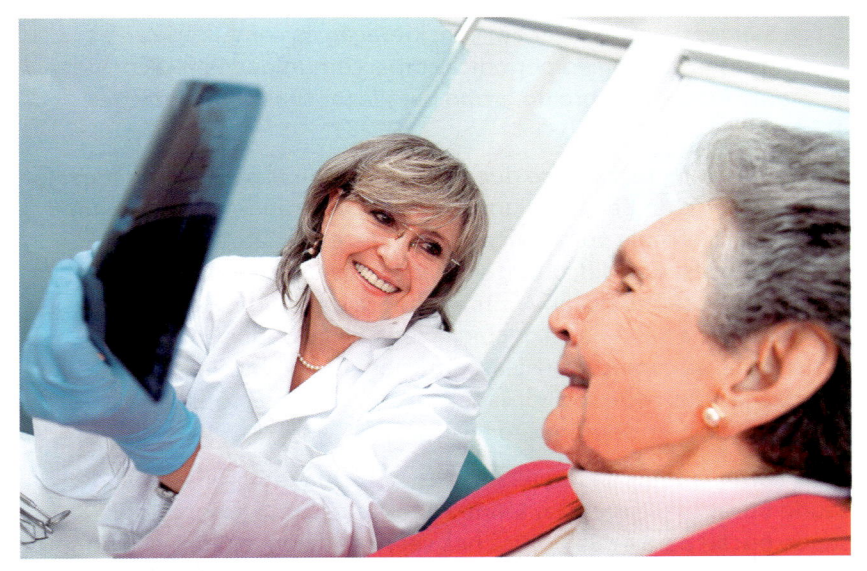

Figura 4.12 – Durante a primeira consulta, após a avaliação clínica e a solicitação de exames complementares, atenção especial também deve ser dada às combinações sobre o plano de tratamento odontológico e sobre autocuidado de modo a obter a adesão do paciente além de estimular sua participação no grupo de educação em saúde e comunicar sobre procedimentos prévios e horários das próximas consultas.

- **CONSULTAS SUBSEQUENTES:** Serão orientadas pela fase anterior. Geralmente, deve-se procurar saber como o idoso está se sentindo no dia, solicitando aferição de pressão arterial e teste da glicose, se necessário. Realizar os procedimentos odontológicos planejados e relembrar os acordos realizados e a identificação de contrarreferências.

- **COORDENAÇÃO DO CUIDADO:** Essa etapa permeia todos os encontros. É uma função inerente à atenção primária. A eSB e eSF são responsáveis pela coordenação do cuidado na atenção primária, viabilizando a interface com os outros níveis de atenção. Então, de acordo com o fluxo da rede de atenção peculiar a cada região, a eSB deve intermediar, entre outros, as marcações de consultas complementares, facilitando a comunicação entre profissionais, usuários e gestores e procurando manter a continuidade do cuidado, sem rupturas. Isso resultará acesso efetivo do usuário ao serviço, resolutividade do atendimento e satisfação das necessidades do usuário.

- **REGISTRO DAS ATIVIDADES:** Além do registro dos procedimentos realizados nas fichas diárias e relatórios mensais que alimentarão o sistema de informação para planejamento das ações locais, procura-se sempre registrar as atividades realizadas por meio de depoimentos e fotos, que poderão servir de motivação tanto para o profissional de saúde quanto para os usuários em atividades futuras.

- **PLANEJAMENTO DAS AÇÕES:** Geralmente, a cada três meses é importante uma reunião da equipe para avaliar as atividades realizadas com o grupo de idosos e aquelas realizadas na unidade de saúde. Deve-se levar em consideração os comentários e as sugestões da reunião periódica com a comunidade e/ou convidar algum idoso membro do grupo para fazer suas considerações.

Nesse contexto, ressalta-se que existem algumas particularidades do Sistema Único de Saúde de um município de grande porte com uma demanda reprimida por serviços de saúde, especialmente odontológicos, que dificultam a atuação dos profissionais na tentativa de promover saúde bucal. A infraestrutura da cidade, a estrutura física dos serviços, a parceria da gestão, a rede de cuidados e fluxos de assistência, as condições físicas, emocionais e financeiras e a valorização dos recursos humanos, destacando os profissionais de saúde bucal, nem sempre são favoráveis.

No entanto, apesar das adversidades, a postura do profissional de saúde bucal e o referencial teórico que ele assume (odontologia X saúde bucal) para a sua prática nos serviços fazem a diferença no seu processo de trabalho e na coordenação do cuidado em saúde.

Na ótica da integralidade, e em consonância com a Política de Saúde da Pessoa Idosa, é importante destacar que a atenção ao idoso deve ser integral e integrada à saúde da pessoa idosa. Deverá ser estruturada nos moldes de uma linha de cuidados com foco no usuário, devendo ser levados em consideração os direitos, as necessidades autorreferidas, as condições de saúde, as preferências e as habilidades do idoso. Isso imprime um caráter humanizado na conduta dos profissionais de saúde, entre eles os de saúde bucal. Além disso, devem ser estabelecidos fluxos de referência e contrarreferência funcionais, facilitando o acesso a todos os níveis de atenção. Condições essenciais – infraestrutura adequada, insumos e pessoal qualificado – são indispensáveis para uma abordagem de boa qualidade técnica e efetiva coordenação do cuidado a partir da Atenção Básica.

Assim, todas as ações de saúde direcionadas ao idoso, como o previsto na referida Política (PNSPI), devem estar pautadas em uma avaliação que considere o processo de envelhecimento e suas peculiaridades e devem ser adaptadas à realidade sociocultural em que esse usuário esta inserido, objetivando, ao máximo, manter o idoso na comunidade, junto de sua família, da forma mais digna e confortável possível, assegurando-lhe o direito de cidadania plena.

> **LEMBRETE**
>
> É importante sempre levar em conta que os idosos diferem de acordo com a sua história de vida, com seu grau de independência funcional e com a demanda por serviços mais ou menos específicos.[29]

CONSIDERAÇÕES FINAIS

Ainda existe no Brasil uma forte iniquidade em saúde para a população em relação aos problemas bucais, com a doença se manifestando diferentemente, de acordo com o grupo populacional e com as condições socioeconômicas do indivíduo. A cárie e a doença periodontal, seguidas de lesões de mucosa, continuam causando dor e sofrimento para crianças, adultos e idosos, sobretudo nas classes menos favorecidas, fenômeno agravado pela dificuldade de acesso aos serviços de saúde bucal. O acesso, quando existe, também tem problemas, como a organização do serviço centrada na doença, com ênfase nos procedimentos cirúrgicos restauradores.[29]

Diante disso, considera-se que o planejamento das atividades para uma abordagem da saúde bucal humanizada e inovadora deve sempre considerar um conceito amplo de saúde, desde o nascimento, passando pela adolescência, idade adulta e culminando com a pessoa idosa, transcendendo a dimensão meramente técnica do setor odontológico ao integrar a cavidade bucal às demais partes do corpo para a identificação do caso clínico de um determinado sujeito no seu contexto social.

Atualmente, com o conceito ampliado de saúde, outras necessidades, além das normativas, podem compor o leque de prioridades que o indivíduo apresenta. Como afirmam Palmier e colaboradores (2006), é importante, no planejamento de saúde, incorporar a percepção subjetiva: a capacidade mastigatória, a dor, o desconforto e a incapacidade funcional das pessoas. Devem-se integrar as necessidades de tratamento às abordagens sociopsicológicas – o que o indivíduo relata sobre o impacto das condições de saúde bucal na sua vida diária.

Enfim, a equipe de profissionais da ESF, incluindo os profissionais de saúde bucal, tem um papel fundamental na coordenação do cuidado, promoção, prevenção e reabilitação da saúde na Atenção Básica no Brasil, viabilizando a interface entre os níveis de atenção e a integralidade das ações.

5

Prática odontológica especializada e hospitalar

FABIANA MOURA DA MOTTA SILVEIRA
JERLUCIA CAVALCANTI DAS NEVES MELO
VERONICA KOZMHINSKY

INTRODUÇÃO

A desvalorização da integração de outros profissionais à assistência à saúde se dá, principalmente, pela persistência do **modelo biomédico**, que produz uma abordagem fragmentada do paciente.

Por muito tempo, os serviços de saúde foram orientados por planejamentos e intervenções curativistas, centrados no diagnóstico e no tratamento de enfermidades segundo cada especialidade. A busca pela promoção e prevenção de saúde representou um grande avanço a favor da população, e para tal exige-se um trabalho de equipes multiprofissionais com enfoque na atenção integral ao indivíduo. Apesar do caráter assistencialista atribuído ao âmbito hospitalar, a prevenção de maiores agravos no quadro de pacientes internados é fundamental e deve envolver os esforços de diversos profissionais, entre eles o cirurgião-dentista.

Diante do amplo conceito de saúde, não se admite a dissociação da saúde bucal do estado geral do paciente, uma vez que as doenças infecciosas da cavidade oral são frequentemente associadas a condições sistêmicas. Nesses casos, o cirurgião-dentista é o profissional apto a diagnosticar e tratar tais afecções.

A cavidade oral possui uma flora bacteriana heterogênea e complexa e já se sabe que os microrganismos orais podem atingir a circulação sistêmica por meio dos tecidos gengivais e colonizar outros órgãos. Pneumonia bacteriana, doença pulmonar obstrutiva crônica, doenças cardiovasculares, artrite reumatoide e partos prematuros são algumas das complicações que podem decorrer de patógenos advindos da cavidade oral. Além desse aspecto, a imunodepressão predispõe o paciente a infecções orais que comprometem ainda mais o quadro clínico, físico e psicológico do paciente.

OBJETIVOS DE APRENDIZAGEM:

- Refletir sobre o papel do cirurgião-dentista na odontologia hospitalar
- Revisar os protocolos de atendimento odontológico hospitalar
- Conhecer as complicações orais que podem decorrer do tratamento oncológico

Nos últimos anos, mudanças no perfil da odontologia puderam ser observadas, entre as quais avanços técnicos científicos e uma visão mais integral e humanística do paciente. Apesar disso, porém, a qualidade da atenção à saúde bucal, no Brasil, ainda é alvo de debate, devido a barreiras e entraves enfrentados, tanto de ordem econômica, política e de gestão, quanto ético-legal. Entre as dificuldades relacionadas ao atendimento odontológico, os cuidados com a saúde bucal de pessoas hospitalizadas ainda é foco de discussão, pois além da escassez de cirurgiões-dentistas atuando em nível hospitalar, a questão ainda é pouco difundida entre os profissionais de saúde e a população em geral.

ODONTOLOGIA HOSPITALAR

No Brasil, a **odontologia hospitalar** foi legitimada em 2004 com a criação da Associação Brasileira de Odontologia Hospitalar (ABRAOH). Atualmente, o Projeto de Lei da Câmara (PCL) 34,[1] aprovado em 02/10/2013 pela Comissão de Assuntos Sociais (CAS), torna obrigatório que pacientes internados ou em regime de atendimento e de internação domiciliar, assim como os portadores de doenças crônicas, recebam assistência odontológica. De acordo com tal projeto, os hospitais públicos e privados são obrigados a manter profissionais de odontologia para a prestação de cuidados de saúde bucal a esses pacientes. No entanto, apenas os hospitais de médio e grande porte são sujeitos à obrigatoriedade. A proposta ainda determina a aplicação de penalidade pelo descumprimento da lei, o que será objeto de regulamento. Em consonância com a ampliação da atuação do cirurgião-dentista, surge a necessidade de formar profissionais capacitados para o atendimento a esses pacientes em condições especiais.

A odontologia hospitalar consiste em um conjunto de ações preventivas, diagnósticas, terapêuticas e paliativas em saúde bucal, executadas em ambiente hospitalar, de acordo com a missão do hospital, e inseridas no contexto de atuação da equipe multidisciplinar. Seu principal foco é o atendimento em saúde bucal ao paciente em nível terciário.

Para a realização dos procedimentos odontológicos em ambiente hospitalar, é necessária a interação das equipes médica, odontológica e de enfermagem, além de outras áreas afins, para que os diagnósticos e tratamentos sejam adequadamente executados. Além disso, o preparo da equipe de odontologia hospitalar deve incluir equipamentos, materiais e instrumentais adequados ao atendimento, além de um preparo profissional especializado.

A atuação do cirurgião-dentista no âmbito hospitalar é de fundamental importância, e ele pode atuar tanto na manutenção da saúde bucal, em procedimentos emergenciais, preventivos, curativos e restauradores, quanto na adequação do meio bucal, dando maior conforto ao paciente. O cirurgião-dentista pode atuar também no auxílio ao diagnóstico das alterações bucais e como coadjuvante na terapêutica médica. Esta atuação visa ao tratamento global do paciente e, consequentemente, à melhoria do seu quadro clínico

> **ATENÇÃO**
>
> O conceito de multidisciplinaridade é cada vez mais inerente às práticas dos serviços de saúde e busca valorizar a atuação conjunta de cada especialidade profissional, a fim de promover uma abordagem integral ao paciente.

geral. O cirurgião-dentista também pode preparar e capacitar a equipe de enfermagem para a realização de cuidados de higiene oral.

Cabe, ainda, ao cirurgião-dentista a avaliação da presença de biofilme bucal, doença periodontal, presença de cáries, lesões bucais precursoras de infecções virais e fúngicas sistêmicas, lesões traumáticas e outras alterações bucais que representem risco ou desconforto aos pacientes hospitalizados.

A condição bucal altera a evolução e a resposta ao tratamento médico, assim como a saúde bucal fica comprometida pelo estresse e pelas interações medicamentosas. A cavidade bucal abriga microrganismos (bactérias e fungos) que alteram a qualidade, quantidade e pH da saliva e que facilmente ganham a corrente circulatória, expondo o paciente a maior risco de infecção. A pneumonia associada à ventilação mecânica (PAVM) é uma das infecções hospitalares (IH) mais incidentes nas unidades de terapia intensiva (UTI), com taxas que variam de 9 a 40% das infecções adquiridas nesta unidade, e está associada a um aumento no período de hospitalização e índices de morbimortalidade, repercutindo de maneira significativa nos custos hospitalares. A aspiração de microrganismos presentes na orofaringe representa o meio mais comum de aquisição da doença.

Além disso, é consenso que os cuidados bucais, quando realizados adequadamente, diminuem o surgimento dessa pneumonia nos pacientes internados em Unidades de Terapia Intensiva (UTI). Apesar da importância dos cuidados com higiene oral em pacientes na UTI, estudos e revisões sistemáticas mostram que esta prática ainda é escassa.

Pacientes portadores de afecções sistêmicas, hospitalizados, muitas vezes se encontram totalmente dependentes de cuidados. Impossibilitados de manter uma higienização bucal adequada, necessitam do suporte de profissionais da saúde para esta e outras tarefas. Há, assim, a necessidade permanente de acompanhamento do paciente pelo cirurgião-dentista.

A participação do cirurgião-dentista deve ser percebida como um apoio à equipe hospitalar, com o objetivo de desenvolver e otimizar o trabalho interdisciplinar realizando atividades assistenciais específicas da área. Ele também pode atuar como educador na prevenção de doenças e na promoção de saúde.

Quando se refere à odontologia hospitalar, associa-se de imediato ao tratamento curativo reabilitador realizado exclusivamente pelo cirurgião-dentista. Entretanto, suas atividades também envolvem ações educativo-preventivas em unidades hospitalocêntricas. Diante desses preceitos, o cirurgião-dentista pode e deve trabalhar sempre integrado a outros profissionais, como equipes de enfermagem (auxiliar e técnico de enfermagem e enfermeiro), técnicos de higiene dental (THD) e auxiliares de saúde bucal (ASB) treinados e orientados sobre os métodos de **higiene bucal** adequados aos pacientes.

A higiene bucal é importante para o bem-estar, a prevenção de doenças sistêmicas e uma melhor recuperação do paciente hospitalizado. A prevenção e a educação em saúde, por meio da higiene bucal e realizações de bochechos com substâncias antissépticas, também são ações que devem ser realizadas.

LEMBRETE

É de extrema importância que os cirurgiões-dentistas orientem a equipe auxiliar a desenvolver ações de práticas de higiene bucal, eliminação de hábitos nocivos à saúde e cuidados com a alimentação.

Algumas tarefas devem ser executadas pelo cirurgião-dentista em ambiente hospitalar, como visita aos leitos e entrevistas com os pacientes, exame clínico intraoral, orientação de higiene bucal individualizada, higiene bucal supervisionada e reforço motivacional para a realização de uma higiene bucal adequada. Também é de suma importância a orientação aos familiares e responsáveis presentes no momento das visitas aos pacientes hospitalizados quanto à necessidade rigorosa de controle da higiene bucal, visto que isso ajuda na preservação da saúde bucal dos pacientes.

Atualmente, apenas nos **hospitais oncológicos** existe atuação do cirurgião-dentista, em virtude de o serviço de odontologia ser requisito mínimo desde 1998 para o cadastramento dos mesmos como Centros de Alta Complexidade em Oncologia Tipo II e III. Essa exigência considera a necessidade de garantir o atendimento integral aos pacientes com doenças neoplásicas malignas. No entanto, na região sudeste, a odontologia hospitalar já está sendo implementanda em hospitais públicos como parte da equipe multidisciplinar.

De acordo com exposto, a odontologia hospitalar deve ser entendida como um serviço que oferece cuidados às alterações bucais que exigem intervenções de equipes multidisciplinares nos atendimentos de alta complexidade ao paciente. Isso coloca a odontologia como parte integrante da equipe hospitalar e essencial para o cumprimento do compromisso de assistência integral ao paciente.

ODONTOLOGIA NA UTI

Por meio da literatura, é possível constatar que existe uma grande influência da condição bucal na evolução do quadro dos pacientes internados. Estudos indicam que pacientes de UTI apresentam higiene bucal deficiente, principalmente no que tange à quantidade e à complexidade de biofilme bucal, bem como à doença periodontal, que aumenta com o tempo de internação e pode ser uma fonte de infecção nosocomial, uma vez que as bactérias presentes na boca podem ser aspiradas e causar pneumonias de aspiração.[2-8]

A impossibilidade do autocuidado favorece a precariedade da higienização bucal, acarretando o desequilíbrio da microbiota residente. Isso leva a um aumento da possibilidade de aquisição de diversas doenças infecciosas, comprometendo a saúde integral do paciente.

A higiene bucal deficiente em pacientes internados em UTI propicia a colonização do biofilme bucal por microrganismos, especialmente por patógenos respiratórios, o que pode aumentar o risco de desenvolvimento de pneumonia nosocomial. A instalação dessa pneumonia se dá mais comumente pela aspiração do conteúdo mucoso presente na boca e faringe.

É necessária a presença diária do cirurgião-dentista da equipe de odontologia hospitalar na UTI. Este profissional deve avaliar os pacientes nas primeiras 24 horas de internação na terapia intensiva, com objetivo de realizar busca ativa de infecções bucais e orientar a enfermagem com relação à correta higiene oral.

ATUAÇÃO DO CIRURGIÃO-DENTISTA NA EQUIPE HOSPITALAR

A odontologia hospitalar constitui um campo de atuação para a odontologia, mas não uma especialidade odontológica reconhecida pelo Conselho Federal de Odontologia.

O profissional que atua nessa área pode ser clínico geral ou, preferencialmente, especialista em áreas como a estomatologia, a periodontia, ou a de pacientes especiais, cujas atuações são mais relacionadas com as atividades a serem desenvolvidas no ambiente hospitalar. De fato, atualmente é mais importante experiência e aptidão para o exercício dessa atividade do que a realização de cursos na área.

Este profissional precisa cuidar do paciente de forma integral, avaliando, a partir da doença sistêmica de base, o risco de agravamento ou instalação secundária de doença bucal, ou mesmo o risco de a doença bucal presente nesses pacientes agravar ou instalar uma doença sistêmica.

Cabe ao cirurgião-dentista atuante em hospitais participar também de decisões da equipe multiprofissional, sendo o responsável pelas decisões e intervenções na cavidade bucal em pacientes hospitalizados, bem como orientar as ações de saúde bucal e supervisão da equipe sob sua responsabilidade.

PROTOCOLO DE ATENDIMENTO ODONTOLÓGICO HOSPITALAR

Poucos protocolos de atendimento odontológico ao paciente hospitalizado foram publicados no Brasil. Após revisão da literatura e entrevistas com profissionais dedicados a essa área, é possível agrupar algumas atividades que são comuns a vários protocolos. Aqui, elas foram agrupadas não com a pretensão de publicarmos um protocolo padrão a ser utilizado, mas com a intenção de fornecer aos profissionais e estudantes de odontologia informações sobre as práticas utilizadas no atendimento odontológico ao paciente hospitalizado.

GUIA PARA ATENDIMENTO ODONTOLÓGICO EM HOSPITAIS

ATENÇÃO

Pacientes não intubados que estão se alimentando por via oral devem realizar escovação dos dentes com escova dental e creme dental com flúor, três vezes ao dia após as refeições.

CPO-D

Número médio de dentes permanentes cariados, perdidos e restaurados. A letra D do acrônimo utilizado na denominação do índice refere-se a **dentes examinados**, para diferenciar este indicador de outro que trata de **superfícies dentárias examinadas** (CPO-S).

ATENÇÃO

A hidratação labial não deve ser realizada com vaselina devido à possibilidade de combustão quando em contato com o oxigênio durante oxigenoterapia.

PRIMEIRA CONSULTA ODONTOLÓGICA:

- Em todos os contatos estabelecidos com os pacientes deve-se lavar as mãos previamente e utilizar equipamento de proteção individual (EPI): luvas, máscara, avental, óculos de proteção e touca;
- Identificar a doença primária e verificar o estado geral do paciente;
- Determinar a condição de saúde bucal (obtenção de índice CPO-D e avaliação de condição periodontal) quando possível;
- Realizar orientação de higiene bucal individualizada, higiene bucal supervisionada e reforço motivacional para a realização de uma higiene bucal adequada quando possível;
- Estabelecer plano de tratamento do paciente e plano de higiene bucal adequado à sua condição oral, levando em consideração seu estado geral.

DEMAIS CONSULTAS:

- Controlar a quantidade de placa bacteriana;
- Realizar o diagnóstico e o tratamento de infecções odontogênicas e não odontogênicas na cavidade bucal, bem como de lesões outras que possam trazer interferências na qualidade de vida do paciente hospitalizado;
- Avaliar a necessidade de remoção de aparelhos ortodônticos, próteses parafusadas e restaurações metálicas, bem como de outros aparatos que interfiram em exames de imagem ou que possam causar lesões em tecidos moles;
- Avaliar a necessidade de hidratação labial diária. Para essa hidratação, são preconizados: saliva artificial, cápsulas de vitamina E, lanolina e ácidos graxos essenciais.

HIGIENE BUCAL DIÁRIA

PARA PACIENTES INTUBADOS:

- Verificar a angulação da posição de decúbito do paciente. Recomenda-se elevar a cabeça (± 30°) e incliná-la levemente para um dos lados 30° para minimiza o risco de aspiração das secreções orais;

- Aspirar a região da orofaringe antes do procedimento;
- Embeber escova de dente e/ou boneca de gaze e/ou *swab* de espuma em solução antisséptica e realizar os seguintes movimentos:
  - Friccionar os vestíbulos e a mucosa jugal no sentido posteroanterior;
  - Friccionar o palato no sentido posteroanterior;
  - Friccionar as superfícies vestibulares, linguais e oclusais dos dentes;
  - Friccionar o tubo orotraqueal;
- Passar raspador na língua no sentido posteroanterior;
- Aspirar a região da orofaringe durante todo o procedimento.

Acreditamos que os protocolos de atendimento odontológico a pacientes hospitalizados ainda são elaborados de forma pulverizada, sem padronização, revelando, muitas vezes, a experiência e o esforço pessoal de seus idealizadores nos diversos hospitais em que o cirurgião-dentista está inserido. Pesquisas científicas devem ser realizadas para determinar o real impacto da saúde oral na saúde sistêmica de pacientes, bem como para criar protocolos cuja efetividade seja verdadeiramente comprovada, fortalecendo a participação do cirurgião-dentista na equipe multidisciplinar de saúde hospitalar e melhorando a qualidade de vida dos pacientes hospitalizados.

SAIBA MAIS

Várias soluções são preconizadas como antissépticas e têm suas utilidades bem definidas, tais como: clorexidina a 0,12% sem álcool; peróxido de hidrogênio a 1,5%; água bicarbonatada; solução enzimática a base de lactoperoxidase. Entretanto, vários estudos têm apontado a solução de clorexidina a 0,12% sem álcool como sendo a solução de escolha para a antissepsia bucal em ambiente hospitalar.[9-17]

ATENDIMENTO A PACIENTES ONCOLÓGICOS

Na literatura, cerca de 40% dos **pacientes oncológicos** submetidos ao tratamento quimioterápico apresentam **complicações orais** decorrentes de estomatotoxicidade direta ou indireta, como mucosite, xerostomia e infecções fúngicas ou virais.[18]

Os pacientes oncológicos e onco-hematológicos geralmente apresentam manifestações orais em consequência da intensa imunossupressão causada pela quimioterapia. Essas manifestações orais podem ser graves e interferir nos resultados da terapêutica médica, levando a complicações sistêmicas importantes, que podem aumentar o tempo de internação hospitalar e os custos do tratamento e afetar diretamente a qualidade de vida desses pacientes.

A radioterapia também é largamente difundida como tratamento para pacientes portadores de tumores de cabeça e pescoço, aumentando a responsabilidade do cirurgião-dentista perante esses pacientes. Entre os efeitos secundários da radioterapia estão xerostomia, cáries, mucosite, osteorradionecrose (ORN), disfagia, perda ou alteração do paladar, infecções oportunistas, periodontite e trismo.

A correta compreensão desses sinais e sua correlação com sintomas e drogas ou radiação utilizados nos tratamentos oncológicos tornam esses tipos de manifestações mais previsíveis, facilitando a prevenção e o tratamento e oferecendo uma melhor qualidade de vida a esses pacientes. Isso mostra a grande importância que tem a integração da odontologia na equipe médica de oncologia.

Em decorrência da quimioterapia e da radioterapia, várias alterações na cavidade oral podem ser observadas e evitadas ou minimizadas pelo cirurgião-dentista, que desempenha um papel fundamental no manejo clínico desses pacientes.

É possível melhorar a qualidade de vida antes, durante e após as terapias antineoplásicas por meio de um protocolo de atendimento odontológico (Quadro 5.1).

QUADRO 5.1 – Cuidados odontológicos para pacientes oncológicos

Pré-tratamento oncológico	Durante o tratamento oncológico	Pós-tratamento oncológico
• Avaliação clínica e radiográfica para investigação de focos infecciosos • Remoção de focos infecciosos • Orientação de higienização • Profilaxia antibiótica quando necessário • Cuidado em próteses removíveis (ajustes e descontaminações) • Remoção de aparelhos ortodônticos (risco de mucosite)	• Laserterapia • Reforço na higiene bucal • Diagnóstico e tratamento de infecções oportunistas • Procedimentos odontológicos somente emergenciais	• Monitoração da higiene bucal e infecções oportunistas • Avaliação da condição clínica geral e laboratorial para procedimentos invasivos • Uso de bifosfonatos • Terapia com flúor

SAIBA MAIS

Confecções de próteses, restaurações definitivas e estéticas, bem como profilaxias eletivas não constituem procedimentos prioritários em um serviço de odontologia hospitalar. O paciente deve ser encaminhado após a alta hospitalar para execução desses procedimentos.

O cirurgião-dentista deve estar preparado para diagnosticar e tratar os efeitos adversos e colaterais resultantes da citotoxicidade do tratamento oncológico. Iniciar o tratamento odontológico antes do tratamento do câncer seria o ideal para minimizar a morbidade e melhorar a saúde geral dos pacientes durante a terapêutica. A prevenção de doenças bucais em pacientes sob tratamento oncológico é importante, visto que lesões bucais decorrentes desse tratamento agravam consideravelmente a condição clínica e o risco de infecção e ainda dificultam o tratamento odontológico quando ele precisa ser realizado durante ou após o tratamento antineoplásico.

Pacientes internados com leucemia mielocítica aguda (LMA) que apresentaram septicemia tiveram a identificação do agente etiológico isolado somente em cavidade oral.

Em pacientes submetidos à quimioterapia, o periodonto pode representar uma porta de entrada para bactérias, causando bacteremia durante a mielossupressão.

Estudos já comprovaram que a melhora da higiene oral e o acompanhamento por profissional qualificado reduzem significantemente a progressão da ocorrência de doenças respiratórias entre pacientes adultos considerados de alto risco e mantidos em cuidados paliativos, e, principalmente, em pacientes internados em UTI.

Liderança e empreendedorismo na prática odontológica

CLAUDIO HELIOMAR VICENTE DA SILVA
DAENE PATRÍCIA TENÓRIO SALVADOR DA COSTA
FLAVIO ALVES RIBEIRO
IRANI JUNIOR
LÚCIA CARNEIRO BEATRICE

INTRODUÇÃO

Historicamente, a odontologia evoluiu por meio de descobertas científicas constantes, que levaram a prática profissional do fórceps à prevenção, a partir da compreensão do conceito biológico e social das doenças bucais, passando pelo pedal cirurgião-dentista, radiografia odontológica, princípios do preparo cavitário de Black, alta rotação, flúor, adesão, osseointegração, laser, caseína fosfato de cálcio até um futuro ainda a ser desbravado a partir da genética, emprego de células-tronco e evolução do pensamento humano e social.

Novas tecnologias introduzidas no exercício profissional, mudanças nas relações entre cirurgião-dentista (CD) e cliente (paciente) e o movimento do mercado consumidor de serviços de saúde impulsionaram as necessidades de novos conhecimentos na formação odontológica. Estes fatos permitiram que as **Diretrizes Curriculares Nacionais** dos cursos de graduação em odontologia estabelecessem, em seu artigo 4º, as competências e habilidades necessárias à formação integral do profissional cirurgião-dentista. Entre elas estão:[1]

> Administração e gerenciamento: os profissionais devem estar aptos a tomar iniciativas, fazer o gerenciamento e administração tanto da força de trabalho, dos recursos físicos e materiais e de informação, da mesma forma que devem estar aptos a serem **empreendedores** [grifo nosso], gestores, empregadores ou lideranças na equipe de saúde.

OBJETIVOS DE APRENDIZAGEM:

- Reconhecer a importância de atitudes de liderança e de empreendedorismo para cirurgiões-dentistas

Embora os cursos de graduação em odontologia estejam avançando no sentido de melhoria e adequação de seus projetos pedagógicos,[2] as iniciativas que contemplam esta competência ainda são incipientes.

Dados recentes revelam que, embora esteja ocorrendo uma expansão do emprego em Serviços Públicos de Saúde (1/3 dos CDs estão registrados no Cadastro Nacional de Estabelecimentos de Saúde com algum vínculo em serviço público), 2/3 dos profissionais são autônomos.[3] Neste cenário, não apenas gerir, mas também liderar e empreender, representam **competências profissionais vitais** tanto em âmbito público quanto privado.

LIDERANÇA

A **liderança** pode ser considerada um fenômeno coletivo que envolve um sistema de influência social de um indivíduo sobre os demais, no qual se destaca a habilidade de conduzir pessoas a se empenharem voluntariamente para o alcance de objetivo(s).[4-7]

Liderar passa pela coordenação de grupos, em que o significado atribuído à liderança, aos líderes e ao grupo reflete a filosofia, a política de pessoal e as propostas de trabalho.[7]

Em um contexto moderno, a liderança baseia-se no fortalecimento da equipe de trabalho, ressaltando e valorizando as competências individuais, diluindo o poder no grupo, levando cada membro a reconhecer o propósito e o significado de seu trabalho, diferente da ênfase que centrava a liderança na pessoa e no poder detido pelo líder.[6,7]

O cirurgião-dentista, como agente estratégico dentro do exercício de suas atividades, deve ter a compreensão que, para obter melhores resultados e crescimento profissional, é necessário movimentar energia em prol do sucesso, exercendo a liderança por meio da **motivação** a si próprio (automotivação), a sua equipe (odontológica ou multiprofissional) e a seus clientes (reais e/ou potenciais), seguindo uma direção específica para alcançar o objetivo desejado (Fig. 6.1).

Motivação é a chave para o exercício da liderança e deve representar uma via de mão dupla, uma vez que a força que estimula a ação, em consequência da influência exercida pelo líder sobre seus seguidores, propicia uma reação sobre o comportamento de todos, incluindo o do próprio líder.

Partilhar ideias e dividir entusiasmo pelo trabalho é algo motivador. De acordo com Heller,[8] mediante oportunidades e estímulos adequados, as pessoas trabalham motivadas, com entusiasmo, prazer e envolvimento, o que possibilita satisfação e alcance de resultados.

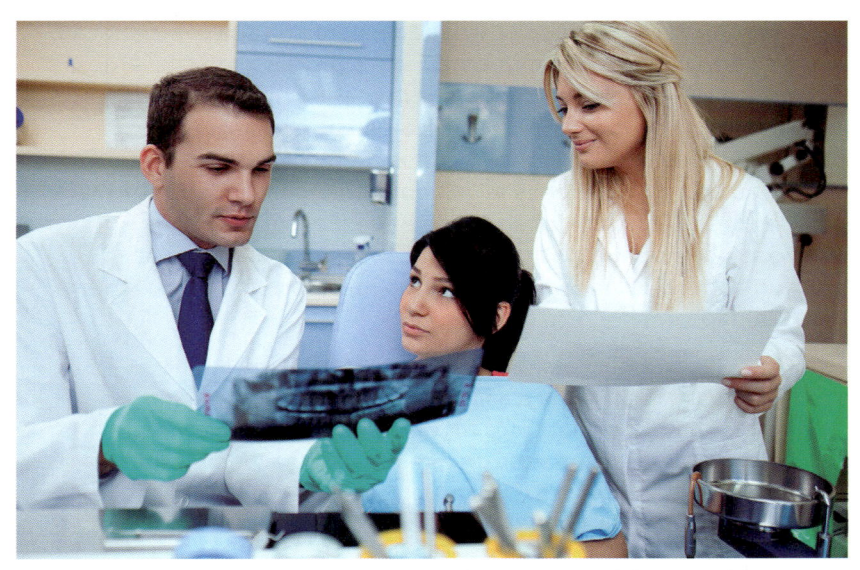

Figura 6.1 – Como líder, o cirurgião-dentista é agente estratégico para alcançar os objetivos desejados.

Segundo a teoria de Maslow, existem cinco grupos de estímulos, frutos de necessidades ascendentes individuais: 1) psicológicos, 2) de segurança, 3) sociais, 4) de estima e 5) de realização. Quando há satisfação das necessidades de um desses grupos, torna-se urgente passar ao patamar seguinte e, quando saciada a necessidade, o estímulo desaparece. Esta teoria explica o porquê de as pessoas não necessitarem apenas de dinheiro e de recompensa, mas também de respeito e de reconhecimento. Dessa forma, conhecer as suas próprias necessidades e dos membros da sua equipe de trabalho é essencial na identificação de aspectos fundamentais para estimular a motivação.

Dentro deste processo, destaca-se a importância da comunicação, que, quando eficiente, provoca o movimento em direção ao que se objetiva. Um líder comunica-se profissionalmente para fazer acontecer coisas, obter e passar informações, tomar decisões, chegar a consensos e se relacionar com as pessoas.[8]

Assim, características como dedicação, responsabilidade, respeito, equilíbrio, flexibilidade e vocação são fundamentais a um líder. Umas são inatas e outras construídas dia a dia, mas todas devem conduzir à confiança e harmonia de seus seguidores.

EMPREENDEDORISMO

Empreendedorismo é um neologismo derivado da livre tradução da palavra *entrepreneurship* e é utilizado para designar os estudos relativos ao empreendedor.[9]

Mesmo considerando a subjetividade presente na sua conceituação, pode-se dizer que empreendedorismo é o processo de criar algo diferente e com valor, dedicando tempo e esforço necessários, assumindo os riscos financeiros, psicológicos e sociais correspondentes e recebendo as consequentes recompensas da satisfação econômica e pessoal. Assim, um empreendedor é uma pessoa com criatividade e capacidade de fazer sucesso com inovações;[10] alguém capaz de identificar, agarrar e aproveitar oportunidade, buscando e gerenciando recursos para transformar a oportunidade em negócio de sucesso.[11]

> É preciso preparar-se emocionalmente para o cultivo de atitudes positivas no planejamento da vida e buscar o equilíbrio nas realizações considerando as possibilidades de erros como um processo de aprendizado e melhoramento. Ser empreendedor é criar ambientes mentais criativos, transformando sonhos em riqueza.[12]

O CD age como empreendedor em sua prática profissional e, diante dos diversos cenários socioeconômicos que se formam, busca tornar seus objetivos sustentáveis e disponibilizar, além de técnicas e infraestrutura, maneiras de pensar e agir com inovação, o que faz do conhecimento/ideia e da técnica/tecnologia constituintes deste processo (Fig. 6.2).

Traços de personalidade, talento, atitudes e comportamentos contribuem para definir as características do empreendedor, que se diferencia de outras pessoas na forma como percebe a mudança e lida com as oportunidades, tendo iniciativa para gerar um novo negócio e novas oportunidades.

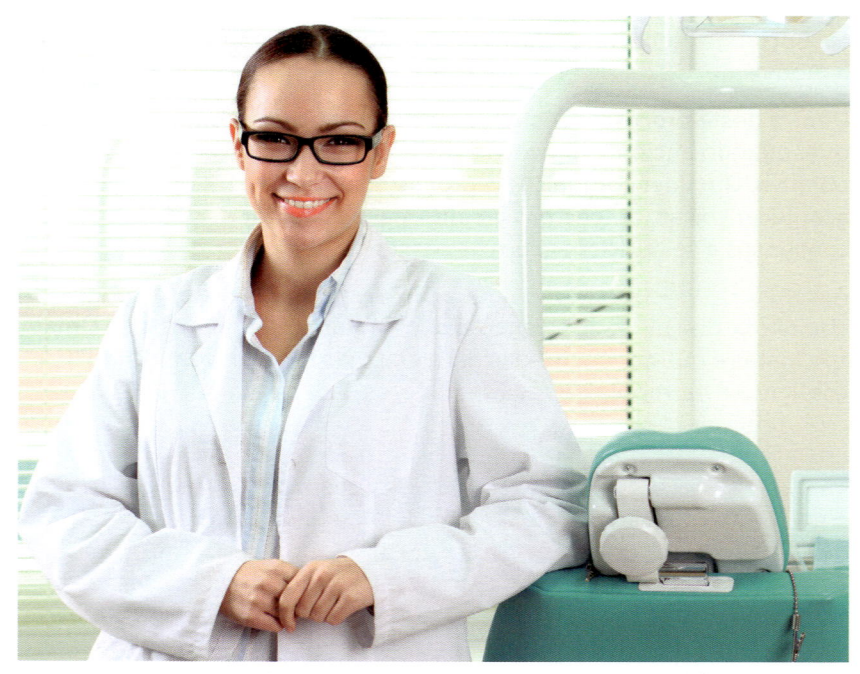

Figura 6.2 – O cirurgião-dentista, na sua prática profissional, é um empreendedor que busca alcançar seus objetivos disponibilizando além de técnicas e infraestrutura, maneira de pensar e agir com inovação.

Segundo Dolabela[9] e Araújo[13] as características de um empreendedor são:

- Intuição forte, iniciativa, autonomia e autoconfiança;
- Necessidade de realização;
- Capacidade de assumir riscos calculados;
- Percepção para aproveitar as oportunidades;
- Dinâmica na busca por informações e recursos, sabendo utilizá-los e controlá-los;
- Habilidade para planejar;
- Liderança, comprometimento pessoal e otimismo;
- Persistência, tenacidade para vencer obstáculos e plasticidade ao lidar com os erros;
- Autoconfiança e independência pessoal;
- Espírito empreendedor.

> **ATENÇÃO**
> É difícil encontrar todas as características empreendedoras em uma única pessoa; por isso, a identificação do perfil de cada um é fundamental, e o trabalho em equipe é fator essencial para o possível sucesso dos empreendedores em seu exercício profissional.

EMPREENDEDORISMO E O SETOR PRIVADO

Na odontologia, o exercício da profissão no setor privado também requer planejamento e decisões.

MARCA PRÓPRIA OU FRANQUIA: A DECISÃO É SUA!

Em primeiro lugar, para decidir sobre algo é preciso ter conhecimento. Vejamos o que Abílio Diniz, ex-presidente do conselho de administração do grupo Pão de Açúcar, diz sobre o assunto para quem pretende abrir um negócio:[14]

1º) Faça um diagnóstico daquilo que você vai fazer;
2º) Conheça o que você vai fazer;
3º) Se é uma empresa, como ela vai ser;
4º) Planeje o que você vai fazer;
5º) Aja.

Se você é do tipo que sabe o que quer e gosta de desafios, tenha uma marca própria, seja um consultório ou uma clínica. A grande vantagem desse tipo de negócio é que ele terá o seu estilo, de acordo com as suas necessidades, especialização e sonhos, mas os passos descritos acima são imprescindíveis antes da decisão final de colocar o seu negócio. Se a opção for uma clínica, o foco mudará do eu para o nós. Seu universo terá aspectos de uma organização empresarial, na qual as competências necessárias para executar o processo formal de gestão, a definição de metas, as expectativas, os resultados, o *coaching*, as análises de desempenho e os planejamentos, investimentos e expansão da sua empresa serão o seu dia a dia, com maior ou menor intensidade, dependendo do tamanho do universo. Você não navegará em um mar da tranquilidade e, dependendo da tempestade, serão necessárias reestruturações ou mudanças na estratégia do negócio. O único empresário estático é o que faliu ou repousa em um jazigo! Como podemos perceber, não se trata de uma decisão fácil. A ideia tem de ser trabalhada do início ao fim.

Se você quer pular algumas etapas, opte por uma franquia, já que não terá de pensar na estratégia, forma e tipo do serviço, treinamento, seleção do pessoal, contratos, entre outros itens, pois o franqueador já trabalhou para facilitar a sua vida. A escolha de um ponto comercial para o seu negócio, item fundamental em certas atividades empresariais, passará pelo crivo do franqueador. Ele ajudará nessa decisão que se baseia em critérios técnicos e não na simples escolha de um imóvel.

Toda essa assessoria tem um preço - valores referentes ao investimento (taxa de franquia + capital para instalação + capital de giro + taxa de propaganda) são cobrados. Sua preocupação será exercer a odontologia com a metodologia do franqueador e verificar qual o prazo de retorno do investimento, além, é claro, das responsabilidades entre o franqueado e o franqueador vinculados contratualmente.

Porém, você deve, antes de assinar o contrato, certificar-se de que a franquia tem as características necessárias para atendê-lo, por exemplo: se uma estratégia sustentável de expansão está preparada para dar suporte às novas unidades como a que você pretende abrir, quantas franquias foram abertas, quantas foram fechadas e por qual motivo, qual a posição no mercado e como age com a concorrência, quem define o preço final, a quem caberá a responsabilidade na compra de equipamentos e instalação, qual a forma de distribuição dos custos fixos e variáveis, quem se responsabiliza pelos impostos pagos diretamente ao fisco, quais os percentuais de divisão do lucro líquido.

O compromisso mútuo pelo fortalecimento da franquia é a essência do negócio. Os envolvidos nessas obrigações são aliados e não competidores. O objetivo é o lucro com qualidade e responsabilidade social, associados à consolidação de um negócio pensado para durar muito, além da existência dos seus idealizadores.

A Organização Mundial da Saúde (OMS) estabelece como aceitável a relação de um dentista para cada 1.200 habitantes. Segundo o Conselho Federal de Odontologia (CFO), com os dados atualizados em 10 de janeiro de 2012, existem 203 faculdades de odontologia e 243.507 cirurgiões-dentistas.[15] A média mundial é de um dentista para 62.595 habitantes.[16]

O Brasil, segundo dados do IBGE de 2010, tem 190.755.799 habitantes.[17] Dividindo esse número pelo total de dentistas do País (243.507), temos 783 habitantes para cada dentista, o que corresponde a um número bem menor que a média mundial!

No Brasil, quase metade (45%) dos municípios não estão ligados a uma rede de saneamento básico, 13 milhões de brasileiros não têm sanitários em suas casas e 83% da nossa população mora nas cidades. Levando em consideração o atual ritmo de investimento em saneamento básico, apenas em 2122 teremos condições de não prejudicar o meio ambiente com os dejetos sanitários das residências nacionais.[18]

Em contraste com essa situação em que vivemos, estamos entre as sete maiores economias do mundo. A desigualdade social é gritante: convivemos com Ferrari e carroça com tração humana nas ruas![19]

PARA PENSAR

Como o Brasil é um país de muitos contrastes, você tem a chance de escolher em qual setor vai atuar. Avalie o seu perfil, veja o que lhe atrai, pondere os custos e os seus sonhos, mas ouse sempre!

PLANO DE NEGÓCIOS

No setor privado, o CD empreendedor deve agir como empresário na venda do seu produto: tratamento odontológico/saúde. Ele deve realizar o seu plano de negócios, que poderá ser estruturado, em uma etapa inicial, com a realização do mapeamento da situação atual. Neste mapeamento, o CD deve identificar itens relacionados à empresa, à avaliação estratégica, à estrutura organizacional e ao financeiro. Em seguida, a situação encontrada é avaliada, e são planejadas ações que serão realizadas a fim de alterar e melhorar as condições do negócio.

Os itens a serem considerados são:

A. EMPRESA

- Nome/CNPJ;
- Localização;
- Área de atuação (especialidades que são desenvolvidas);
- Missão, Visão, Valores, Ações Sociais;*
- Logomarca;*

*Apenas preencher estes itens se eles já existirem, caso contrário não se deve fazer nenhuma anotação no momento.

B. AVALIAÇÃO ESTRATÉGICA

- Lugar (descrever a localização do bairro, prédio e vizinhança, bem como do tipo de comércio próximo);
- Descrever o público-alvo (público que frequenta consultório; a idade média, tratamentos mais procurados, hábitos dos pacientes, renda, nível sociocultural, entre outros indicadores);
- Avaliar as parcerias (descrever os profissionais que têm parceria com o consultório: dentistas ou outros profissionais que encaminham pacientes, fonoaudiólogos, etc.);
- Fornecedores (descrever os fornecedores e o tipo de relacionamento com eles. Ex.: lojas de artigos odontológicos, laboratórios, protéticos e gráficas. Avaliar se oferecem descontos ou facilidades no pagamento);
- Estrutura do estabelecimento (desenhar a clínica, incluindo a disposição dos equipamentos e mobiliários).

C. ESTRUTURA ORGANIZACIONAL

C1 Responsáveis e competências

- Nome dos sócios e funções (descrever os sócios – inclusive a personalidade de cada um – e as funções que realmente exercem).

C2 Gestão de pessoas

- Quantidade de funcionários e descrição dos cargos e funções (descrever os funcionários – inclusive a personalidade de cada um – e as funções que desenvolvem);
- Treinamento, motivação, avaliação e remuneração de pessoal (descrever se os funcionários têm realizado treinamentos e com qual frequência; avaliar o sentimento motivacional).

D. FINANCEIRO

D1 Capital social

- Listar todos os bens do consultório e fazer uma avaliação do capital da empresa – equipamentos, imóvel, mobiliário;
- Nome dos sócios e porcentagem de participação – definir qual o valor do capital de cada sócio e a porcentagem na sociedade.

D2 Situação financeira da empresa

- Custos fixos mensais;
- Média de custos variáveis mensais;
- Capital financeiro atual da empresa (quanto a empresa possui na conta corrente no dia, em dinheiro e a receber no cartão de crédito);
- Reservas financeiras (quanto a empresa possui de reserva financeira. Ex.: na poupança, investimentos).

D3 Gestão do caixa

- Responsabilidades da administração financeira (responsabilidade de cada um na administração de todo o dinheiro da empresa).

D4 Dívidas

- Calcular e listar todos os valores que a clínica deve, inclusive dívidas trabalhistas, impostos devidos e prestações, entre outras.

EMPREENDEDORISMO E INTEGRAÇÃO ECONÔMICA

Os cirurgiões-dentistas, como profissionais liberais ou como pessoas físicas donas de consultórios, precisam entender suas atividades laborais como empresários que são. Para tanto, é importante que tenham noções de ferramentas aplicadas no mundo corporativo que podem ajudá-los a se manterem afastados das preocupantes estatísticas de mortalidade de empresas brasileiras, sistematicamente divulgadas pelo Serviço Brasileiro de Apoio às Micro e Pequenas Empresas (SEBRAE).[20]

A odontologia encontra-se em um momento de transformação e, como consequência da era da informação e das atuais leis de mercado, alguns paradigmas terão de ser rompidos. O termo **odontologia extrabucal** foi criado para estimular o cirurgião-dentista a desenvolver atitudes empreendedoras, ampliando sua atuação, investindo e aprimorando seus conhecimentos em temas como finanças, gestão estratégica de recursos humanos (GERH), administração de negócios e sua carreira.[21]

Muito utilizada entre entes governamentais, a **integração econômica** vem sendo recomendada no setor da odontologia.[21-23] Derivada originalmente das relações econômicas internacionais, a integração econômica é um tipo de relação internacional de cooperação e unificação entre dois ou mais países no sentido de estimular o comércio recíproco, reduzindo barreiras alfandegárias e harmonizando as políticas econômicas dos participantes.[24] Portanto, a integração econômica interfere positivamente na circulação de bens e serviços possibilitando o aumento de esforços de cooperação e racionalidade econômica.

Importando este conceito de cooperação para o setor de produção nacional, a troca de informações entre as empresas de um mesmo setor permite o aumento de indicadores de integração, trazendo resultados e melhorando o desempenho na produção.[25]

Na odontologia, uma forma de adaptação ao conceito de integração econômica e de atitude empreendedora é a ideia de **condomínios odontológicos**. O aumento de profissionais no mercado por conta do aumento de cursos de graduação no Brasil e o surgimento e crescimento exponencial de planos odontológicos determinaram uma queda preocupante do preço dos serviços realizados pelo cirurgião-dentista. Uma das soluções seria baixar os preços, mas isso seria arriscado em razão dos custos diferenciados para prestação deste tipo de serviço. A alternativa estrategicamente mais interessante seria conseguir uma forma de baixar os custos e aumentar a produtividade. Isso é possível por meio da reunião de vários profissionais, integrando-se em uma nova estruturação celular do exercício da odontologia e compartilhando e rateando proporcionalmente custos e horários de atendimento na forma de condomínios profissionais.[22]

A Figura 6.3 mostra um exemplo de processos compartilhados, que preconiza a redução da ociosidade dos consultórios por meio da ocupação máxima da agenda semanal. Considera o consultório uma empresa e sugere três formas de atuação profissional:

1. **DENTISTA DONO:** Aquele que montou e investiu no negócio e gerencia todas as rotinas do consultório;

2. **DENTISTA PARCEIRO:** Excelente opção para os recém-formados, é aquele que aluga turnos de atendimento, paga mensalmente um valor fixo pelo direito de usar a estrutura e os serviços do consultório;

3. DENTISTA FREE LANCER: Indicado para especialistas e/ou profissionais mais experientes, que são contratados para serviços isolados nos consultórios e que complementam o portfólio de serviços do consultório do dentista dono.

Esta estratégia de gestão sugerida, uma forma de integração econômica, com total aproveitamento de horários disponíveis, acarreta redução de custo por hora e melhor resultado nos indicadores de desempenho dos consultórios.[21]

	Segunda	Terça	Quarta	Quinta	Sexta	Sábado
Manhã 8 às 12 h (4 horas)	Proprietário	Parceiro	Proprietário	Parceiro	Proprietário	*Free lancer*
Tarde 12 às 14 h (2 horas)	xxxxxxxxxxx	xxxxxxxxxxx	xxxxxxxxxxx	xxxxxxxxxxx	xxxxxxxxxxx	xxxxxxxxxxx
Tarde/Noite 14 às 20 h (6 horas)	Parceiro	Proprietário	*Free lancer*	Proprietário	Parceiro	xxxxxxxxxxx

Figura 6.3 - Exemplo de tabela de ocupação semanal de consultório.

COMO EMPREENDER NA ODONTOLOGIA COM AS LIMITAÇÕES DA LEI 5081/66

"Quando você tem um objetivo bem definido e coloca toda a sua energia nele o resultado dessa dedicação aparece."[26] Sabe-se que a falta de higiene bucal pode provocar várias complicações sistêmicas, entre elas o acidente vascular cerebral,[27] e a população bem-informada pela mídia também tem esse conhecimento. Questiona-se: por que os consultórios não estão lotados de pacientes? Se pensarmos em uma empresa de alta *performance*, logo vamos associá-la a gestão, pessoas, metas, produtos e resultados. Se transferirmos o pensamento para o consultório odontológico, certamente também teremos os itens anteriores, além de alguns outros, mas com um agravante: as **limitações da Lei nº 5.081/66.**[28] Entre essa restrições, estão as do artigo 7, elencadas no Quadro 6.1.

Se levarmos a um empresário essas proibições legais na busca de encontrar meios de solucionar o problema, ele poderá dar como resposta: mude de atividade para uma que não seja tão complicada de vender. Porém, como solução criativa, é possível estabelecer uma comunicação eficiente dentro do consultório com o uso de correspondências periódicas para os seus clientes em datas comemorativas, lembretes, *site* com senha pessoal onde eles possam tirar as suas dúvidas, e obter mais informações.

> **QUADRO 6.1 – Restrições impostas pelo artigo 7 da Lei nº 5.081/66[28] à prática odontológica**
>
> a) Expor em público trabalhos odontológicos e usar de artifícios de propaganda para granjear clientela;
> b) Anunciar a cura de determinadas doenças para as quais não exista tratamento eficaz;
> c) Exercício de mais de duas especialidades;
> d) Consultas mediante correspondência, rádio, televisão ou meios semelhantes;
> e) Prestação de serviço gratuito em consultórios particulares;
> f) Divulgar benefícios recebidos de clientes;
> g) Anunciar preços de serviços, modalidades de pagamento e outras formas de comercialização da clínica que signifiquem competição desleal.

Lembre-se de que a liderança que você exerce na sua equipe deve ser correspondida com resultados dos comandados. A não divulgação de preços e formas de pagamento é algo complicado para uma economia de livre mercado. Como fazer para as pessoas saberem que o meu serviço tem um preço competitivo se não posso divulgá-lo? Você poderá oferecer ao seu cliente todas as formas de pagamento (à vista, cheque pré-datado, cartão de débito e/ou crédito), com ou sem cobrança de juros e descontos especiais. Lembre-se de que essa facilidade na hora de fechar o seu orçamento/pagamento ficará registrada na memória do cliente e, caso ele entenda que o valor foi condizente e que a condição de pagamento foi adequada às suas necessidades, fará, quando receber o tratamento esperado, a sua propaganda gratuita!

A odontologia não apresenta limitações no quesito **logomarca** no que se refere à cor, forma e tamanho. Assim, vale a pena buscar ajuda profissional para fazer algo interessante, que fuja do tradicional. Uma programação visual adequada no seu consultório, clínica ou empresa é um fator apreciado pelas pessoas.

PARA PENSAR

Um empreendedor é uma pessoa criativa, que gosta de desafios, estabelece as competências, inova, renova e ousa. Possui autoestima elevada, mas é ético acima de tudo! Aqueles que só dão desculpas são os que perdem; já os que planejam e realizam são os vencedores.

EMPREENDEDORISMO COMO FATOR DE DESENVOLVIMENTO SOCIAL E SEU PAPEL NO SETOR PÚBLICO

Durante todo o século XIX e princípios do XX, a assistência à saúde no Brasil dependeu, em grande parte, das ações da Irmandade da Santa Casa da Misericórdia.[29]

Isso aconteceu pela simples omissão do Estado, priorizando o desenvolvimento regional sem pensar na nação como um todo, gerando desigualdade regional. O princípio da eficiência, preconizado pelo Direito Administrativo, não encontrou ancora no século passado. Entre 1968 e 1973, o Brasil cresceu a uma taxa maior que 10% ao ano. No entanto, foi apenas com a redemocratização do País e com o controle da inflação nos anos 1990, que o Brasil passou a conviver com a estabilidade monetária. No século XXI, são instituídas políticas voltadas aos grupos em vulnerabilidade social, as quais foram intensificadas na primeira década deste século, resultando em diminuição da taxa de pobreza e modificando a pirâmide de renda no País.

No setor de saúde não seria diferente. Para Falbo, Goes e Sintoni,[30] após vinte anos de sua implantação e com os consideráveis avanços obtidos em vários campos, tais como a organização do modelo de atenção, com ênfase na atenção primária; o reconhecimento internacional com o programa de controle da Aids; a erradicação de várias doenças – como a poliomielite e o sarampo – e controle de tantas outras; a reorientação da formação de recursos humanos para a saúde; a reforma psiquiátrica; a realização das conferências nacionais de saúde e tantas outras conquistas que inclui a recente aprovação da Emenda Constitucional nº 29, o SUS completou duas décadas com grandes problemas a serem enfrentados. Esses problemas têm grande impacto na população, como é o caso da re-emergência da tuberculose, da hanseníase entre outras doenças que ainda afligem grupos vulneráveis da população. Somados a essas questão, estão os grandes obstáculos na atenção secundária e terciária, com ênfase no tratamento dos diversos tipos de câncer, aumento do grau de precarização dos trabalhadores do Sistema Único de Saúde, inexistência de uma carreira de gestão e controle, baixo grau de institucionalização das políticas de saúde no âmbito municipal e a indiferença de vastos setores da população no controle social do SUS.

Paralelamente aos processos de institucionalização do SUS, nos anos 1990 o governo federal criou o Plano Diretor da reforma do Aparelho de Estado[31] que propunha o aumento da capacidade do Estado em implementar políticas públicas de forma eficiente, no que denomina "recuperação da governança" classificada como problema de âmbito "econômico-adminstrativo" e definida como capacidade financeira e administrativa de implementar decisões políticas tomadas pelo governo. No Brasil, o reaparelhamento do Estado trouxe a concepção das agências regulatórias. Na área da saúde foram criadas duas: a Agencia Nacional de Vigilância Sanitária (Anvisa) e a Agencia Nacional de Saúde Suplementar (ANS) dirigida ao setor suplementar privado.[32]

O modelo suplementar a ser implementado para resolver parte dos gargalos do SUS poderá ser feito pela iniciativa privada. É aí que entra o empreendedor, vislumbrando oportunidades de negócios, em áreas de ação inadequada do poder público ou em nichos de mercado, seja inovando ou modernizando o País. No Reino Unido, por exemplo, nos últimos 12 anos foram construídos 100 hospitais com base na Parceria Público-Privada (PPP); a Espanha economizou 25% dos gastos públicos com o mesmo tipo de parceria.[33]

O PAPEL DO EMPOWERMENT NA LIDERANÇA E NO EMPREENDEDORISMO

BASES OU PILARES DO EMPOWERMENT

Para Peter Drucker,[34] uma das tarefas da administração moderna é fazer do trabalhador um elemento de tranformação, uma vez que, para o autor, o homem é considerado o recurso mais valioso dentro da empresa. É o homem, também chamado de **capital humano** de uma organização, o principal *player* em um processo de tranformação do trabalhador em realizador. Peter Drucker afirma ser o indivíduo o principal responsável pelo seu próprio desenvolvimento e não o seu chefe. Todos os envolvidos devem ser incentivados a se perguntar: "Em que eu deveria focar para que, se for bem feito, faça a diferença tanto para a organização quanto para mim?"

Segundo Slack *apud* Rodrigues e Santos[35] (2001), o mundo capitalista, provocado pelo pensamento administrativo, obrigou as organizações a reverem seus conceitos de produção. A necessidade de otimizar o processo de produção, tornando-as mais enxutas e rentáveis, foi conduzindo a necessidade cada vez maior de impulsionar a participação das pessoas a tomar iniciativas com ações no processo produtivo.

Organizações modernas utilizam em seus processos de gestão uma tendência conhecida como *empowerment*, que se baseia na confiança mútua entre a empresa e seus colaboradores, conferindo-lhes autonomia suficiente para diagnosticar, analisar e propor soluções para desafios relacionados às rotinas organizacionais da empresa. Esta forma de agir permite a liberação do conhecimento e das habilidades, possibilitando que soluções sejam encontradas de forma mais rápida e por todos os membros da empresa. Caracteriza-se pela descentralização das decisões, possibilitando a percepção de todos colaboradores como sendo donos da empresa e também de sua forma de encarar sua vida no tempo dedicado ao trabalho.

Outro ponto forte é a possibilidade de crescimento tanto profissional quanto pessoal, acarretando como consequência da criatividade, da inovação e dos diálogos constantes o surgimento de novos líderes, empreendedores e talentos.[36] Os pilares sobre os quais se fundamenta o *empowerment* são:[37]

1. Delegação de responsabilidade às pessoas pelo alcance de metas e resultados;
2. Liberdade para que as pessoas escolham métodos e processos de trabalho, programas de ação com a ajuda e o apoio do empreendedor;

3. Atividade grupal e solidária e trabalho em equipe (tudo deve ser feito em conjunto; a equipe precisa estar coesa, integrada, orientada e apoiada pelo empreendedor);
4. Participação da equipe nas decisões relacionadas com seu trabalho e com o negócio (quando participam das decisões, as pessoas realmente se sentem responsáveis por elas);
5. Autoavaliação do desempenho (a autoavaliação é um importante meio de retroação e de melhoria constante do trabalho).

SUA IMPORTÂNCIA NO CONTEXTO DE SERVIÇOS DE ODONTOLOGIA

O desenvolvimento das habilidades humanas ainda é um obstáculo a ser superado por muitas empresas. O conceito de avaliação de competência restrito apenas à dimensão técnica deve ser complementado com estilos de administração que gerem oportunidades, liberem potencialidades e estimulem ações por parte do profissional, promovendo desenvolvimento em todos seus níveis de atuação. Para muitos responsáveis por equipes de trabalho, com características centralizadoras, autoritárias e autocráticas, o reconhecimento do potencial humano representa ainda um grande desafio. O caminho para um melhor desempenho nas organizações deve ser realizado com estilos de administração que promovam um inter-relacionamento maduro entre líderes e liderados e entre clientes e colaboradores. Para isso, investir no campo gerencial buscando o comprometimento estratégico das pessoas deve ser um referencial inicial importante no processo de mudança dessas empresas.[38]

No segmento odontológico, esta necessidade de mudanças é justificada se considerarmos que empresas que adotam a gestão estratégica de recursos humanos (GERH) e baseiam-se na valorização de seu capital humano têm conquistado melhores resultados. Sendo o capital humano um bem intangível nas empresas, o *empowerment*, para a odontologia, é uma ferramenta poderosa de obtenção de vantagem competitiva e forma de liberação de conhecimento, habilidade e energia. Compartilhar e aplicar o *empowerment* com as pessoas de sua empresa (secretárias, auxiliares e demais colaboradores diretos), independentemente do porte do negócio, permite ao profissional focar sua atuação de forma mais concentrada no procedimento clínico.

Estando o mundo atual em constante processo de mudança, a odontologia necessita de melhor profissionalização nos consultórios e clínicas, e o cirurgião-dentista precisa reconhecer a importância da administração para o sucesso de sua atividade profissional.[39] Russo[40] reforça essa recomendação dizendo que a grande maioria dos currículos de graduação em odontologia não contempla fundamentos de administração, o que gera certa insegurança por parte dos recém-formados no momento de transição para o mercado de trabalho. Essa conclusão foi compartilhada por Kassis,[41] que alega que as faculdades de odontologia preparam o cirurgião-dentista para atividades

> **ATENÇÃO**
> O cirurgião-dentista que delega funções gerenciais na empresa consegue obter mais tempo para atender seus clientes e controlar melhor a gestão de seu negócio e seu processo produtivo.[23]

prioritariamente tecnicistas e de habilidades peculiares, esquecendo-se de ampliar e complementar esta formação com gestão de negócios e liderança de equipes.

O fato é que as constantes mudanças no mercado de trabalho impõem alterações nos perfis profissionais. Uma das quatro características do dentista do presente e do futuro é a capacidade de resolver problemas. Neste sentido, o *empowerment* se apresenta como uma importante ferramenta. Resolver problemas implica descentralizar, delegar tarefas, tornar seu serviço uma unidade de trabalho independente e libertar-se da necessidade de ser o único executor das atividades de gestão de seu negócio. A formação de uma equipe treinada, qualificada e de confiança contribui para decisões estratégicas e melhora o desempenho dos serviços de odontologia.[42]

CONSIDERAÇÕES FINAIS

Liderança e empreendedorismo são fundamentais ao exercício da prática odontológica, seja no setor privado ou no público. Líderes e empreendedores não são apenas aqueles que têm ideias, criam, planejam e executam novos produtos ou processos de forma sistemática. São também os que ousam na criação e condução em equipe, vendem suas ideias e atingem suas metas/objetivos, alcançando o sucesso com satisfação pessoal.

7

Aspectos éticos da prática odontológica

JOSÉ THADEU PINHEIRO

INTRODUÇÃO

O tema aqui abordado leva o leitor a um excurso pelas diversas situações em que a ética permeia a vida do profissional da odontologia, não só no exercício da atividade profissional (autônoma ou vinculada ao serviço público ou privado), docente, discente ou como pesquisador, mas também no modo como o cirurgião-dentista cidadão vive e participa de uma comunidade.

O relacionamento existente entre o cirurgião-dentista e o paciente guarda uma importância de grande valia para o sucesso da execução do ato odontológico, pois a prática da empatia leva a maior compreensão das pessoas, assim como melhora e fortalece as relações. A aplicabilidade dos conhecimentos técnico-científicos é imprescindível como ferramenta para a recomposição da qualidade de vida do paciente, estando o profissional sujeito a responder pela prática de atividades que conduzam a um ato que caracterize negligência, imprudência ou imperícia.

OBJETIVOS DE APRENDIZAGEM:

- Refletir sobre a ética como fator norteador da prática odontológica
- Estudar os códigos de ética que subsidiam o trabalho do cirurgião-dentista

SAIBA MAIS

Para saber mais sobre o que caracteriza negligência, imprudência ou imperícia, acesse o Ortoblog.[1]

CÓDIGOS DE ÉTICA

Na atividade profissional, o cirurgião-dentista presta justificativa dos seus atos à sociedade, cabendo a função de Estado aos onselhos profissionais, por meio do Conselho Federal de Odontologia e dos Conselhos Regionais de Odontologia no âmbito dos seus respectivos Estados. Porém a objetividade dos conselhos que representam as profissões nem sempre tem sido esclarecida à sociedade, tampouco compreendida por muitos segmentos das próprias categorias profissionais.

Negligência

Na negligência, alguém deixa de tomar uma atitude ou apresentar conduta que era esperada para a situação. Age com descuido, indiferença ou desatenção, não tomando as devidas precauções.[1]

Imprudência

A imprudência, por sua vez, pressupõe uma ação precipitada e sem cautela. A pessoa não deixa de fazer algo, não é uma conduta omissiva como a negligência. Na imprudência, ela age, mas toma uma atitude diversa da esperada.[1]

Imperícia

Para que seja configurada a imperícia é necessário constatar a inaptidão, ignorância, falta de qualificação técnica, teórica ou prática, ou ausência de conhecimentos elementares e básicos da profissão. Um médico sem habilitação em cirurgia plástica que realize uma operação e cause deformidade em alguém pode ser acusado de imperícia.[1]

Cabe ao Congresso Nacional, por meio de lei específica, determinar os meios da regulamentação profissional; na odontologia, isso se dá pelas Leis nº 4.324,[2] de 14 de abril de 1964, e 5.081,[3] de 24 de agosto de 1966, que tornam a odontologia uma profissão regulamentada, configurada na Classificação Brasileira de Ocupações do Ministério do Trabalho.[4] A partir de então, observa-se um rápido crescimento da profissão, exemplificado pela abertura de inúmeros cursos de graduação e pós-graduação, bem como um grande salto científico e tecnológico.[5]

Neste contexto, seria prudente destacar que os Conselhos Profissionais não são associações de classe no sentido sindical, nem sociedades de caráter cultural ou recreativo. Caracterizam-se como entidades de Direito Público, com inclinação natural de zelar pelo interesse social, fiscalizando o exercício profissional das categorias regularizadas que lhe são vinculadas e esclarecendo que estes órgãos estão inseridos em um contexto que objetiva proteger a sociedade dos profissionais que não cumprem os ditames estabelecidos nos seus respectivos **Códigos de Ética Profissional**.[6]

Na maioria das vezes, os profissionais registrados veem os conselhos como uma entidade para servir aquela corporação profissional de uma forma ampla, trazendo demandas de toda ordem, a saber: reivindicações salariais, problemas trabalhistas com as instituições para as quais prestam serviços, sejam elas jurídicas ou pessoais, patrocínio de eventos, ajudas financeiras vinculadas a auxiliar, problemas de saúde, entre outras.

A identificação do cirurgião-dentista registrado no Conselho Regional de Odontologia se estabelece pela valorização do seu diploma. Isso está vinculado à moralização profissional e à necessidade de proteção dos interesses da sociedade, atrelados à legalidade e à identidade. Este fato foi decretado pelo Congresso Nacional e sancionado pelo Presidente da República Federativa do Brasil, por meio da Lei nº 6.206,[7] de 7 maio de 1975, que concedeu valor de documento de identidade às carteiras expedidas pelos órgãos fiscalizadores de exercício profissional, ficando evidente que todo este processo tem como fator norteador o resguardo dos princípios éticos.

A aplicabilidade dos princípios orientadores da ética odontológica se faz pelo **Código de Ética Odontológica**, que é estabelecido por um conjunto de atribuições norteadoras de direitos e deveres dirigidas aos profissionais que atuam no mister odontológico, com o propósito de normalizar a conduta profissional do cirurgião-dentista.

Especificamente na história da odontologia brasileira, o Código de Ética precede o marco legal que constitui atribuição formal do Conselho Federal de Odontologia. Na década de 1950, líderes da classe odontológica brasileira, por meio do suporte institucional da União Odontológica Brasileira, predecessora da Associação Brasileira de Odontologia, estabeleceram os parâmetros de um código que se norteava por princípios morais baseados em uma espécie de "acordo de cavalheiros" na busca de preservar um nível ético profissional irreprovável perante a sociedade.

Com a regularização da odontologia, por meio das Leis Federais nº 4.324/64[2] e 5.081/66,[3] e por consequência da criação do Conselho Federal e dos Conselhos Regionais de Odontologia, teve início a implantação do primeiro Código de Ética Odontológico, estabelecido pela Resolução nº 59/71, de 14 de abril de 1971. No transcorrer de sua atuação, o Conselho Federal de Odontologia já chancelou sete edições do Código de Ética Odontológico, ressaltando que todos emergiram de ampla discussão dos meios odontológicos, tendo a última publicação sido aprovada pelo Plenário do Conselho Federal de Odontologia por meio da Resolução CFO-118/2012, que vigora desde 01 de janeiro de 2013.[6,8]

Além dos instrumentos administrativos disponíveis no âmbito dos conselhos profissionais, os usuários dos serviços de saúde, seja no setor privado ou no setor público, são muito bem-informados pelos diversos meios de comunicação a respeito de seus direitos e sobre quais instrumentos legais respaldam esses direitos, por meio das seguintes peças jurídicas: Código de Defesa do Consumidor, Constituição da República Federativa do Brasil, Código Civil Brasileiro, chegando a recorrer em determinadas ocasiões ao extremo do Código Penal Brasileiro.

O CIRURGIÃO-DENTISTA E A VIOLÊNCIA DOMÉSTICA

Um fato notado nos atendimentos na área da saúde são as consequências alastrantes da violência doméstica, constituindo uma questão de grande complexidade. Ela deixa de ser abordada como um aspecto puramente social e passa a ser considerada como um problema de saúde pública.

A violência doméstica representa toda ação ou omissão que prejudique o bem-estar, a integridade física e psicológica ou a liberdade e o direito ao pleno desenvolvimento de um membro da família. Pode ser cometida dentro e fora do lar por qualquer um que esteja em relação de poder com a pessoa agredida, incluindo aqueles que exercem a função de pai ou mãe, mesmo sem laços de sangue.[9]

Neste contexto, Costa e colaboradores[10] destacam que o cirurgião-dentista é o profissional que possui maior contato com pacientes vítimas de violência doméstica, sejam crianças, adultos ou idosos, haja vista que 50% das lesões decorrentes de violência se referem a traumas orofaciais. Fica evidente a necessidade formal de o cirurgião-dentista ter sempre de se posicionar corretamente sobre o que fazer e como ajudar a diminuir as agressões detectadas no decorrer da sua atividade profissional.[11]

É um dever compulsório dos profissionais da saúde notificar os casos de violência doméstica dos quais tomar conhecimento. O registro formal contribui para o dimensionamento epidemiológico do problema, permitindo o desenvolvimento de programas e ações específicas.

> **ATENÇÃO**
>
> O resultado da violência doméstica reflete nos serviços de saúde, tanto pelos custos gerados, quanto pela complexidade do nível de atendimento.[12]

> **ATENÇÃO**
>
> O profissional de saúde tem o dever de notificar os casos de violência dos quais tiver conhecimento, podendo inclusive responder pela omissão.[12]

A legislação brasileira e os códigos de ética de enfermagem, medicina, odontologia e psicologia responsabilizam os profissionais destas áreas a notificar a violência, especialmente a doméstica e as possíveis implicações legais e éticas a que estão sujeitos. Quanto à legislação, as sanções estão dispostas na Lei das Contravenções Penais, no Estatuto da Criança e do Adolescente, no Estatuto do Idoso e na lei que trata da notificação compulsória de violência contra a mulher. Também existem penalidades em todos os códigos de ética citados.[12]

Não se tem a pretensão de acreditar que os serviços públicos de saúde tenham toda a responsabilidade de arcar com o combate à violência. Entretanto, cabe a este setor o envolvimento institucional com a capacitação dos profissionais de saúde para esse enfrentamento, respaldado na compreensão das relações sociais.[13]

A sensibilidade moral da sociedade, particularmente a brasileira, vem exigindo maior atenção para questões que envolvam a proteção dos direitos humanos. Por direitos humanos, entenda-se aqui qualquer direito de que o homem seja titular, tais como direitos da personalidade, de autoria, direito a uma vida digna, entre tantos outros.[14]

REGULAMENTAÇÃO DAS PESQUISAS EM SAÚDE

Guiados por este principio de respeito à vida, surgiram recentemente no Brasil, destacadamente a partir de 1996, os princípios norteadores do controle sobre a pesquisa envolvendo o ser humano. A maior preocupação era o respeito ao sujeito da pesquisa, em todas as áreas do saber.

A humanidade não sabe ao certo quando se iniciou o acontecimento deste ato ético, de grande importância para a melhora da qualidade de vida do ser humano. Os dados levam a crer que o marco foi o ano de 1947, por meio do **Código de Nuremberg**.

Depois da Segunda Guerra Mundial, durante os trabalhos do Tribunal Militar de Nuremberg, apresentou-se um tipo singular de crime: o de experiências de pesquisa, frequentemente fatais, realizadas em prisioneiros de guerra por parte de médicos nazistas. O Código de Nuremberg foi formulado em agosto de 1947 por magistrados estadunidenses para julgar os médicos nazistas acusados. O julgamento dos médicos começou em dezembro de 1946 e terminou em julho de 1947. Foram 23 réus, dos quais somente três não eram médicos. Dezesseis foram declarados culpados, sete dos quais foram sentenciados à pena de morte, cinco foram condenados à prisão perpétua e sete foram absolvidos.[15]

No território brasileiro, o ponto de destaque e consagração veio por meio das Diretrizes e Normas Regulamentadoras de Pesquisas Envolvendo Seres Humanos, formuladas pelo Conselho Nacional de

Saúde vinculado ao Ministério da Saúde, que instituiu a Resolução 196/96.[16] Esta deu início à instauração dos Comitês de Ética em Pesquisa, tendo recentemente sido revogada e substituída pela Resolução 466/12.[17] Em consequência, as pesquisas passaram a ser debatidas de forma ampla, em colegiados constituídos de forma multiprofissional e com a presença da representação do controle social e dos seguimentos dos vulneráveis, com o propósito de se obter a incorporação dos princípios bioéticos que conduzam à proteção do sujeito participante da pesquisa.

Para tanto, faz-se necessária uma atenção especial aos cirurgiões--dentistas que participam de pesquisas, seja na condição de pesquisador ou de orientador. Pesquisas com envolvimento de seres humanos constituem infração ética aos ditames estabelecidos nas resoluções emanadas do Conselho Nacional de Saúde, previstas através do Código de Ética Odontológica,[6] no Capítulo XVII - Da pesquisa científica - Art. 50-I.

Constitui infração ética: "desatender às normas do órgão competente e à legislação sobre pesquisa em saúde". Caracteriza-se que a pesquisa envolvendo seres humanos só terá legitimidade perante a sociedade quando nós, que fazemos parte desta mesma sociedade, tivermos a consciência do valor deste bem maior para humanidade que é a pesquisa voltada para melhoria da qualidade de vida dos habitantes deste espaço Terra.

Ainda dentro do tema da pesquisa, a proteção aos animais submetidos a essas atividades encontra eco no meio social. A sociedade brasileira já inicia um processo de despertar quanto à utilização de animais nos processos de pesquisa e ensino. A realização da pesquisa e ensino em animais em território nacional ainda se encontra respaldada nos princípios estabelecidos pela Lei nº 11.794,[18] de 8 de outubro de 2008, também denominada Lei Arouca, e na Resolução 879,[19] de 15 de fevereiro de 2008, do Conselho Federal de Medicina Veterinária, a qual estabelece dois pontos básicos: o primeiro assegura parâmetros legais do bem-estar animal na experimentação. Já o segundo normatiza a utilização de animais no âmbito do ensino e da pesquisa ao fixar um protocolo detalhando o uso de animais de acordo com os critérios mínimos. Fica estabelecido no Código de Ética Odontológico[6] o comprometimento ético do cirurgião-dentista que não observar a legislação vigente, no Art.50–II: "utilizar-se de animais de experimentação sem objetivos claros e honestos de enriquecer os horizontes do conhecimento odontológico e, consequentemente, de ampliar os benefícios à sociedade".[6]

Diante destas colocações, fica evidente que o cirurgião-dentista, para o pleno exercício profissional, deve se conscientizar de que a ética constitui o fator norteador da sua prática profissional nas diversas perspectivas que a odontologia pode oferecer à sociedade.

Referências

Prefácio

1. Morin E. A cabeça bem-feita: repensar a forma, reformar o pensamento. 19. ed. Rio de Janeiro: Bertrand Brasil; 2011.

2. Botazzo C. Diálogos sobre a boca. São Paulo: Hucitec; 2013.

3. Breilh J, Granda E. Epidemiologia y contrahegemonia. Soc Sci Med. 1989;28(11):1121-7.

4. Laurel AC. Sobre la concepción biológica y social del proceso salud-enfermedad/ About the biological and social conceptualization of the process health/Illness. In: Organización Panamericana de la Salud. Lo biológico y lo social: su articulación en la formación del personal de salud. Washington: OPS; 1994. p. 1-12.

5. Navarro V, Shi L. The political context of social inequalities and health. Soc Sci Med. 2001;52(3):481-91.

6. Paim JS. Por um planejamento das práticas de saúde. Cienc Saude Colet. 1999;4(2):224-43.

7. Teixeira C. O futuro da prevenção. Salvador: Casa da Saúde; 2001.

Capítulo 1: A prática odontológica: ontem e hoje

1. Botazzo C. Da arte dentária. São Paulo: Hucitec; 2000.

2. Freitas SFT. História social da cárie dentária. Bauru: EDUSC; 2001.

3. Carvalho CL. [The transformation of the dental services market and the battle over a monopoly in 19th century dental practice]. Hist Cienc Saude Manguinhos. 2006;13(1):55-76.

4. Warmling CM, Caponi S, Botazzo C. Práticas sociais de regulação da identidade do cirurgião-dentista. Cien Saude Colet. 2006;11(1):115-22.

5. Silva RHA, Sales-Peres A. Odontologia: um breve histórico. Odontol Clin Cient. 2007;6(1):7-11.

6. Botazzo C, Kovaleski DF, Freitas SFT. Disciplinarização da boca, a autonomia do indivíduo na sociedade do trabalho. Cien Saude Colet. 2006;11(1):97-103.

7. Sheiham A. Changing trends in dental caries. Int J Epidemiol. 1984;13(2):142-7.

8. Narvai PC, Frazão P. Políticas de saúde bucal no Brasil. In: Moysés ST, Kriger L, Moysés SJ, organizadores. Saúde bucal das famílias: trabalhando com evidências. São Paulo: Artes Médicas; 2008.

9. Mott ML, Alves OS, Muniz MA, Martino LV, Santos AP, Maestrini K. ['Young women and lady dentists': training, degrees, and the market in the first decades of the Republic]. Hist Cienc Saude Manguinhos. 2008;15 Suppl:97-116.

10. Narvai PC. [Collective oral health: ways from sanitary dentistry to buccality]. Rev Saude Publica. 2006;40:141-7.

11. Narvai PC. Odontologia e saúde bucal coletiva. São Paulo: Hucitec; 1994.

12. Brasil. Ministério da Saúde. A Política Nacional de Saúde Bucal do Brasil: registro de uma conquista histórica. Brasília; 2006. (Desenvolvimento de Sistemas e Serviços de Saúde).

13. Organização Panamericana de Saúde. A Política Nacional de Saúde Bucal no Brasil: registro de uma conquista histórica. Brasília: [s.n]; 2006.

14. Brasil. Portaria nº 1.444, de 28 de dezembro de 2000. Estabelece incentivo financeiro para reorganização da saúde bucal prestada nos municípios por meio do Programa Saúde da Família. Diário Oficial da União. 28 dez. 2000;Seção 1:85.

15. Costa JFR, Chagas LD, Silvestre RM, organizadores. A Política Nacional de Saúde Bucal no Brasil: registro de uma conquista histórica [Internet]. Brasília: Ministério da Saúde; 2006 [capturado em 15 ago. 2008]. Disponível em: http://189.28.128.100/dab/docs/publicacoes/geral/serie_tecnica_11_port.pdf.

16. Brasil. Ministério da Saúde. Diretrizes da Política Nacional de Saúde Bucal. Brasília; [s.n], 2004.

17. Pinheiro RS, Torres TZG. Uso de serviços odontológicos entre os estados do Brasil. Cienc Saude Colet. 2006;11(4):999-1010.

18. Brasil. Ministério da Saúde. Projeto SB Brasil 2003: condições de saúde bucal da população brasileira. Brasília; [s.n], 2003.

19. Brasil. Ministério da Saúde. Projeto SB Brasil 2010: pesquisa nacional de saúde bucal [Internet]. Brasília; [s.n], 2011. [capturado em 20 maio 2014]. Disponível em: www.saude.gov.b/bucal.

20. Klein H, Palmer CE. Dental caries in American Indian children. Publ Health Bull. 1937;(239):1-54.

21. Antunes JL, Peres MA, Frazão P. Cárie dentária. In: Antunes JL, Peres MA, Frazão P. Epidemiologia da saúde bucal. Rio de Janeiro: Guanabara Koogan; 2006.

22. Morita MC, Haddad AE, Araújo ME. Perfil atual e tendências do cirurgião-dentista brasileiro. Maringá: Dental Press Internacional; 2010.

23. Nadanovsky P, Sheiham A. Relative contribution of dental services to the changes in caries levels of 12-year-old children in 18 industrialized countries in the 1970s and early 1980s. Community Dent Oral Epidemiol. 1995;23(6):331-9.

24. Zanetti CHG. Saúde bucal: um desafio à democratização do setor e ao bem-estar social. Viçosa: Mimeo; 1992.

25. Costa JFR, Alves DC. Regulação em saúde. In: Goes PSA, Moysés S, organizadores. Planejamento, gestão e avaliação em saúde bucal. São Paulo: Artes Médicas; 2012.

26. Brasil. Ministério da Saúde. Regulação e saúde: planos odontológicos: uma abordagem econômica no contexto regulatório. Brasília: [s.n]; 2002.

27. Brasil. Ministério da Saúde. Caderno de informações da saúde suplementar: foco saúde suplementar. Rio de Janeiro: [s.n]; 2012.

28. Costa NR, Vieira C. Estratégia profissional e mimetismo empresarial: os planos de saúde odontológicos no Brasil. Cien Saude Colet. 2008;13(5):1579-88.

29. Silveira JLGC, Oliveira V. Experiência e expectativas dos cirurgiões-dentistas com os planos de saúde. Rev Pesq Bras Odontoped Clin Integr. 2002;2(1):30-6.

30. Brasil. Instituto Brasileiro de Pesquisa Aplicada. Considerações sobre o pleno emprego no Brasil. Comunicados IPEA. 2012;135:3-19.

Capítulo 2: Nos caminhos da humanização

1. McDougall I, Brown FH, Fleagle JG. Stratigraphic placement and age of modern humans from Kibish, Ethiopia. Nature. 2005;433(7027):733-6.

2. Organização Mundial de Saúde. Relatório sobre a saúde no mundo 2001: saúde mental: nova concepção, nova esperança. Geneva: [s.n]; 2001.

3. Descartes R. Discurso do método. São Paulo: Martins Fontes; 1996.

4. Rocamora A. Un enfermo en la família: claves para la intervención psicológica. Madrid: San Pablo; 2000.

5. Fernandes B, Brasilino C, Fávero J, Túlio M. Influências no processo de orientação profissional [Internet]. Porto: Psicologia.pt; 2012 [capturado em 29 jun. 2012]. Disponível em: http://www.psicologia.pt/ artigos/textos/TL0264.pdf.

6. Baudrillard J. Simulacros e simulações. Lisboa: Relógio D`água; 1991.

7. Romano JO. Empoderamento: enfrentaremos primeiro a questão do poder para combater juntos a pobreza. In: International Workshop Empowerment and Rights Based Approach in Fighting Poverty Together; 2002 sep. 4-6; Rio de Janeiro; 2002.

8. Nascimento HM. Capital social e desenvolvimento sustentável no sertão baiano: a experiência de organização dos pequenos agricultores do Município de Valente [dissertação]. Campinas: UNICAMP; 2000.

9. Brasil. Lei nº 9.394, de 20 de dezembro de 1996. Estabelece as diretrizes e bases da Educação Nacional. Diário Oficial da União. 23 dez. 1996;Seção 1:27834-41.

10. Moliner M. Diccionario de uso del español. Madrid: Gredos; 2007.

11. Alexander DA, Haldane JD. Medical education: a student perspective. Med Educ. 1979;13(5):336-41.

12. Perez Gómez AP. O pensamento prático do professor: a formação do professor como profissional reflexivo. In: Nóvoa A, organizador. Os professores e sua formação. Lisboa: Dom Quixote; 1997.

13. Pimenta SG. Anastasiou LG. Docência no ensino superior. São Paulo: Cortez; 2002.

14. Zabalza MA. O ensino universitário: seu cenário e protagonistas. Porto Alegre: Artmed; 2004.

15. Batista NA, Souza da Silva SH. O professor de medicina: conhecimento, experiência e formação. São Paulo: Loyola; 1998.

16. Botazzo C. Da arte dentária. São Paulo: Hucitec; 2000.

17. Paim J, Travassos C, Almeida C, Bahia L, Macinko J. The Brazilian health system: history, advances, and challenges. Lancet. 2011;377(9779):1778-97.

18. Antunes JLF, Narvai PC. Políticas de saúde bucal no Brasil e seu impacto sobre as desigualdades em saúde. Rev Saúde Pública. 2010;44(2):360-5.

19. Narvai PC. Avanços e desafios da Política Nacional de Saúde Bucal no Brasil. Tempus Actas Saúde Colet. 2011;5(3):21-34.

20. Pasche DF. Política Nacional de Humanização como aposta na produção coletiva de mudanças nos modos de gerir e cuidar. Interface (Botucatu). 2009;13(suppl.1):701-8.

21. Deslandes SF. Análise do discurso oficial sobre a humanização da assistência hospitalar. Cienc Saude Colet. 2004;9(1):7-14.

22. Campos GWS. Saúde Paidéia. 3. ed. São Paulo: Hucitec; 2007.

23. Brasil. Ministério da saúde. Portaria nº 2.488, de 21 de outubro de 2011. Aprova a Política Nacional de Atenção Básica, estabelecendo a revisão de diretrizes e normas para a organização da Atenção Básica, para a Estratégia Saúde da Família (ESF) e o Programa de Agentes Comunitários de Saúde (PACS) [Internet]. Brasília; 2011 [capturado em 20 maio 2014]. Disponível em: http://bvsms.saude.gov.br/bvs/saudelegis/gm/2011/prt2488_21_10_2011.html.

24. Brasil. Ministério da Saúde. Secretaria de Atenção à Saúde. Política Nacional de Humanização da Saúde: documento base. 4. ed. Brasília: [s.n]; 2007.

25. Benevides R, Passos E. A humanização como dimensão pública das políticas de saúde. Cien Saude Colet. 2005;10(3):561-71.

26. Ayres JRCM. O cuidado, os modos de ser (do) humano e as práticas de saúde. Saude Soc. 2004;13(3):16-29.

27. Ayres JRCM. Subject, intersubjectivity, and health practices. Cienc Saude Colet. 2001;6(1):63-72.

28. Brasil. Secretaria de Atenção à Saúde. Coordenação Nacional de Saúde Bucal. Diretrizes da Política Nacional de Saúde Bucal. Brasília: Ministério da Saúde, 2004.

Capítulo 3: Abordagem comunitária da prática em saúde bucal

1. Sheiham A, Moysés SJ. O papel dos profissionais de saúde bucal na promoção de saúde. In: Buischi YP, organizador. Promoção de saúde bucal na clínica odontológica. São Paulo: Artes Médicas; 2000.

2. Goes PSA. Vigilância a saúde bucal para o nível local. In: Moyses S, Kriger L, organizadores. Saúde bucal das famílias: trabalhando com evidencias. São Paulo: Artes Médicas; 2008.

3. Aerts D, Abegg C, Cesa K. O papel do cirurgião-dentista no Sistema Único de Saúde. Cienc Saude Coletiva. 2004;9(1):131-8.

4. Paim JS. Por um planejamento das práticas de saúde. Ciênc Saúde Coletiva. 1999;4(2):224-43.

5. Teixeira C. O futuro da prevenção. Salvador: Casa da Saúde; 2001.

6. Baldani MH, Almeida ES, Antunes JLF. Equidade e provisão de serviços públicos odontológicos no estado do Paraná. Rev Saúde Publica. 2009;43(3):446-54.

7. Rocha RACP, Góes PSA. Comparação do acesso aos serviços de saúde bucal em áreas cobertas e não cobertas pela estratégia Saúde da Família em Campina Grande, Paraíba, Brasil. Cad Saúde Pública. 2008;24(12):2871-80.

8. Santana PR, Souza MF, Costa AAA, Osório MM, Santana PMA. As ações intersetoriais e a estratégia saúde da família na ótica de gestores, profissionais e usuários da saúde no município de João Pessoa, Paraíba. Tempus: Actas Saúde Coletiva. 2009;3(2):76-87.

9. Brasil. Ministério da Saúde. SB Brasil 2008: Pesquisa Nacional de Saúde Bucal. Brasília; 2010.

10. Brasil. Ministério da Saúde. Secretaria de Assistência à Saúde. Departamento de Atenção Básica. Coordenação de Saúde Bucal. Nota técnica para consulta pública: proposta de ficha D – Saúde Bucal para o SIAB. Brasília: MS; 2007.

11. Goes PSA, Moysés SJ. Planejamento, gestão e avaliação em saúde bucal. São Paulo: Artes Médicas; 2012.

12. Coelho FLG, Savassi LCM. Aplicação de Escala de Risco Familiar como instrumento de priorização das visitas domiciliares. Rev Bras Med Fam. 2004;1(2):19-26.

13. Carnut L, Filgueiras LV, Figueiredo N, Goes PSA. Validação inicial do índice de necessidade de atenção à saúde bucal para equipes de saúde bucal na Estratégia de Saúde da Família. Ciên Saúde Coletiva. 2011;16(7):3083-91.

14. Bezerra IA, Goes PSA. Utilização da Classificação de Risco de Famílias na melhoria da equidade na utilização de serviços em uma Unidade de Saúde da Família. Pesq Bras Odontoped Clin Integr. 2013;13(3):251-58.

15. Miotto MHMB. Diferentes indicadores socioeconômicos em modelos de produção social da cárie dentária e suas consequências em uma população de adolescentes [tese]. Recife: Universidade de Pernambuco; 2009.

16. Pinheiro RS, Torres TZG. Uso de serviços odontológicos entre os estados do Brasil. Ciênc Saúde Coletiva. 2006;11(4):999-1010.

17. Narvai PC, Frazão P, Roncalli AG, Antunes JLF. Cárie dentária no Brasil: declínio, polarização, iniquidade e exclusão social. Rev Panam Salud Publica. 2006;19(6):385-93.

18. Souza TMS, Roncalli AG. Saúde bucal no Programa Saúde da Família: uma avaliação do modelo assistencial. Cad Saúde Pública. 2007;23(11):2727-39.

19. Brasil. Ministério da Saúde. Diretrizes da Política Nacional de Saúde Bucal. Brasília; 2004.

20. Baldani MH, Fadel CB, Possamai T, Queiroz MGS. A inclusão da odontologia no Programa Saúde da Família no Estado do Paraná, Brasil. Cad Saúde Pública. 2005;21(4):1026-35.

21. Oliveira JAP. Desafios do planejamento em políticas públicas: diferentes visões e práticas. Rev Administração Pública. 2006;40(1):273-88.

22. Schraiber LB, Peduzzi M, Sala A, Nemes MIB, Castanhera ERL, Kon R. Planejamento, gestão e avaliação em saúde: identificando problemas. Ciênc Saúde Coletiva. 1999;4(22):221-42.

23. Merhy EE. Planejamento como tecnologia de gestão: tendências e debate do planejamento em saúde no Brasil. In: Gallo E, organizador. Razão e planejamento: reflexões sobre política, estratégia e liberdade. São Paulo: Hucitec; 1995.

24. Brasil. Ministério da Saúde. Cadernos de informações de saúde: Pernambuco [Internet]. Brasília; 2009 [capturado em 20 maio 2014]. Disponível em: http://tabnet.datasus.gov.br/tabdata/cadernos/pe.htm.

25. Vilasbôas ALQ, Paim JS. Políticas de planejamento e implementação de políticas no âmbito municipal. Cad Saúde Pública. 2008;24(6):1239-50.

26. Gerschman S. Municipalização e inovação gerencial: um balanço da década de 1990. Cienc Saúde Colet. 2001;6(2):417-34.

27. Brasil. Ministério da Saúde. Sistema de planejamento do SUS (PlanejaSUS): uma construção coletiva: trajetória e orientações de operacionalização. Brasília; 2009.

28. Brasil. Ministério da Saúde. Saúde bucal [Internet]. Brasília; 2006 [capturado em 20 maio 2014]. Disponível em: http://bvsms.saude.gov.br/bvs/publicacoes/saude_bucal.pdf. (Cadernos de Atenção Básica; 17).

29. Levey S, Loomba NP. Health care administration: a managerial perspective. Philadelphia: JB Lippincott; 1973.

30. Bezerra AFB. Métodos de planejamento em saúde. In: Goes PSA, Moysés SJ. Planejamento, gestão e avaliação em saúde bucal. São Paulo: Artes Médicas; 2012. cap. 3

31. Figueiredo LCM. Matrizes do pensamento psicológico. Petrópolis: Vozes; 1991.

32. Molon SI. Subjetividade e constituição do sujeito em Vygotsky. Petrópolis: Vozes; 2003.

33. Charlot B. Da relação com o saber: elementos para uma teoria. Porto Alegre: Artmed; 2000.

34. Dayrell J. O jovem como sujeito social. Rev Bras Educ. 2003;24:40-52.

35. L'abbate S. Educação em saúde: uma nova abordagem. Cad Saúde Pública. 1994;10(4):481-90.

36. Campos GWS. Um método para análise e co-gestão de coletivos: a constituição do sujeito, a produção de valor de uso e a democracia em instituições: o método da roda. São Paulo: Hucitec; 2000.

37. Buss PM. O conceito de promoção da saúde e os determinantes sociais [Internet]. Manguinhos: Agência Fiocruz de notícias: saúde e ciência para todos; 2010 [capturado em 03 maio 2013]. Disponível em: http://www.agencia.fiocruz.br/o-conceito-de-promo%C3%A7%C3%A3o-da-sa%C3%BAde-e-os-determinantes-sociais.

38. Autonomia [Internet]. São Paulo: Descritores em Ciências da Saúde; 2014 [capturado em 10 out. 2013]. Disponível em: http://decs.bvs.br/cgi-bin/wxis1660.exe/decsserver/.

39. Piaget J. O juízo moral na criança. São Paulo: Summus; 1994.

40. Brasil. Ministério da Saúde. Política Nacional de Promoção da Saúde: 2006 [Internet]. Brasília; 2006 [capturado em 10 out. 2013]. Disponível em: http://portal.saude.gov.br/portal/arquivos/pdf/pactovolum7.pdf.

41. Brasil. Ministério da Saúde. Portaria n°. 1.190, de 04 de junho de 2009. Institui o Plano Emergencial de Ampliação do Acesso ao Tratamento e Prevenção em Álcool e outras Drogas no Sistema Único de Saúde - SUS (PEAD 2009-2010) e define suas diretrizes gerais, ações e metas [Internet]. Brasília; 2009 [capturado em 20 maio 2014]. Disponível em: http://bvsms.saude.gov.br/bvs/saudelegis/gm/2009/prt1190_04_06_2009.html.

42. Brasil. Ministério da Saúde. Portaria n°. 687.33, de 28 de março de 2006. Aprova a Política Nacional de Atenção Básica, estabelecendo a revisão de diretrizes e normas para a organização da Atenção Básica para o Programa Saúde da Família (PSF) e o Programa Agentes Comunitários de Saúde (PACS) [Internet]. Brasília; 2006 [capturado em 20 maio 2014]. Disponível em: http://dtr2001.saude.gov.br/sas/PORTARIAS/Port2006/GM/GM-648.htm.

43. Brasil. Ministério da Saúde. A causa das iniquidades no Brasil. Relatório Final da Comissão Nacional sobre Determinantes Sociais da Saúde (CNDSS) [Internet]. Brasília; 2008 [capturado em 01 out. 2013. Disponível em: http://bvsms.saude.gov.br/bvs/publicacoes/causas_sociais_iniquidades.pdf.

44. Pattussi MP, Hardy R, Sheiham A. The potential impact of neighborhood empowerment on dental caries among adolescents. Community Dent Oral Epidemiol. 2006;34(5):344-50.

45. Almeida AC. A cabeça do brasileiro. Rio de Janeiro: Record; 2007.

46. Moraes JF de, de Azevedo e Souza VB. Factors associated with the successful aging of the socially-active elderly in the metropolitan region of Porto Alegre. Rev Bras Psiquiatr. 2005;27(4):302-8.

47. Costa AG, Ludermir AB. [Common mental disorders and social support in a rural community in Zona da Mata, Pernambuco State, Brazil]. Cad Saude Publica. 2005;21(1):73-9.

48. Sherbourne CD, Stewart AL. The MOS social support survey. Soc Sci Med. 1991;32(6):705-14.

49. Sherman AM. Social relations and depressive symptoms in older adults with knee osteoarthritis. Soc Sci Med. 2003;56(2):247-57.

50. Andrade CR, Chor D, Faerstein E, Griep RH, Lopes CS, Fonseca MJM. Apoio social e autoexame das mamas no estudo pró-saúde. Cad Saúde Pública. 2005;21(2):379-86.

51. Instituto Nacional do Câncer. Inquérito domiciliar sobre comportamentos de risco e morbidade referida de doenças e agravos não transmissíveis: Brasil, 15 capitais e Distrito Federal 2002–2003. Rio de Janeiro; 2006.

Capítulo 5: Abordagem da Saúde Bucal por ciclo de vida

1. Brasil. Ministério da Saúde. Diretrizes da Política Nacional de saúde bucal. Brasília; 2004.

2. Franco CM, Franco TB. Linhas do cuidado integral: uma proposta de organização da rede de saúde [Internet]. Niterói: Universidade Federal Fluminense; [2012] [capturado em 20 maio 2014]. Disponível em: http://www.saude.rs.gov.br/upload/1337000728_Linha%20cuidado%20integral%20conceito%20como%20fazer.pdf.

3. Brasil. Constituição Federal. São Paulo: Saraiva; 2014.

4. Campos GWS, Guerrero AVP, organizadores. Manual de práticas de atenção básica: saúde ampliada e compartilhada. São Paulo: Aderaldo & Rothschild; 2010.

5. Brasil. Ministério da Saúde. Portaria GM n° 2.528, de 19 de outubro de 2006. Aprova a Política Nacional de Saúde da Pessoa Idosa: PNSI. Diário Oficial da União. 2006;Seção 1(237-E):20-4.

6. Brasil. Ministério da Saúde. Política Nacional de Atenção Básica. 4. ed. Brasília; 2006.

7. Brasil. Ministério da Saúde. Projeto SB Brasil 2003: Condições de saúde bucal da população brasileira 2002-2003: resultados principais. Brasília; 2004.

8. Konishi F, Abreu e Lima F. Odontologia intrauterina: a construção da saúde bucal antes do nascimento. Rev Bras Odontol. 2002;59(5):294-5.

9. Moysés ST, Beltrão CR, Pecharki G. Manejo de famílias por ciclo de vida. In: Moysés ST, Kriger L, Moysés SJ. Saúde bucal das famílias. São Paulo: Artes Médicas; 2008.

10. Charchut SW, Allred EN, Needleman HL. The effects of infant feeding patterns on the occlusion of the primary dentition. J Dent Child (Chic). 2003;70(3):197-203.

11. Coutinho SB, de Lira PI, de Carvalho Lima M, Ashworth A. Comparison of the effect of two systems for the promotion of exclusive breastfeeding. Lancet. 2005;366(9491):1094-100.

12. Hebling SR, Cortellazzi KL, Tagliaferro EP, Hebling E, Ambrosano GM, Meneghim M de C, et al. Relationship between malocclusion and behavioral, demographic and socioeconomic variables: a cross-sectional study of 5-year-olds. J Clin Pediatr Dent. 2008;33(1):75-9.

13. Pizzol KEDC, Montanha SS, Fazan ET, Boeck EM, Rastelli ANS. Prevalência dos hábitos de sucção não nutritiva e sua relação com a idade, gênero e tipo de aleitamento em pré-escolares da cidade de Araraquara. Rev CEFAC. 2012;14(3):506-15.

14. Peres KG, De Oliveira Latorre M do R, Sheiham A, Peres MA, Victora CG, Barros FC. Social and biological early life influences on the prevalence of open bite in Brazilian 6-year-olds. Int J Paediatr Dent. 2007;17(1):41-9.

15. Rossi TRA, Lopes LS, Cangussu MCT. Contexto familiar e alterações oclusais em pré-escolares no município de Salvador, Bahia, Brasil. Rev Bras Saúde Matern Infant. 2009;9(2):139-47.

16. Sayegh A, Dini EL, Holt RD, Bedi R. Oral health, sociodemographic factors, dietary and oral hygiene practices in Jordanian children. J Dent. 2005;33(5):379-88.

17. Brandão IM, Arcieri RM, Sundefeld ML, Moimaz SA. [Early childhood caries: the influence of socio-behavioral variables and health locus of control in a group of children from Araraquara, São Paulo, Brazil]. Cad Saude Publica. 2006;22(6):1247-56.

18. Kramer MS, Aboud F, Mironova E, Vanilovich I, Platt RW, Matush L, et al. Breastfeeding and child cognitive development: new evidence from a large randomized trial. Arch Gen Psychiatry. 2008;65(5):578-84.

19. Brasil. Ministério da Saúde. Saúde da criança: crescimento e desenvolvimento. Brasília; 2012. (Cadernos de Atenção Básica; 33).

20. Carnut L, Filgueiras LV, Figueiredo N, Goes PSA. Validação inicial do índice de necessidade de atenção à saúde bucal para equipes de saúde bucal na Estratégia de Saúde da Família. Ciên Saúde Colet. 2011;16(7):3083-91.

21. Gimenez CMM, Moraes ABA, Bertoz AP, Bertoz FA, Ambrosano GB. Prevalência de más oclusões na primeira infância e sua relação com as formas de aleitamento e hábitos infantis. R Dental Press Ortodon Ortop Facial. 2008;13(2):70-83.

22. Buss PM. Promoção da saúde da família. Rev Bras Saúde Fam. 2002;2(6):50-63.

23. Brasil. Ministério da Saúde. Diretrizes Nacionais de atenção integral à saúde do jovem e adolescente na proteção, promoção e recuperação da saúde: normas e manuais técnicos. Brasília; 2010.

24. Almeida RR, Almeida-Pedrin RR, Almeida MR, Garib MG, Almeida PCMR, Pinzan A. Etiologia das más oclusões: causas hereditárias e congênitas, adquiridas gerais, locais e proximais (hábitos bucais). Rev Dent Press Ortodon Ortop Maxilar. 2000;5(6):107-29.

25. Thomaz EB, Cangussu MC, da Silva AA, Assis AM. Is mal nutrition associated with crowding in permanent dentition? Int J Environ Res Public Health. 2010;7(9):3531-44.

26. Carcereri DL. Saúde da criança: odontologia. Ações coletivas voltadas à promoção da saúde da criança e à prevenção de doenças bucais na infância. Universidade Federal de Santa Catarina; 2006.

27. Brasil. Ministério da Saúde. Saúde bucal [Internet]. Brasília; 2006 [capturado em 25 out. 2013]. Disponível em: <http://dtr2004.saude.gov.br/dab/cnsb/>.

28. Mobley C, Marshall TA, Milgrom P, Coldwell SE. The contribution of dietary factors to dental caries and disparities in caries. Acad Pediatr. 2009;9(6):410-4.

29. Universidade Federal do Maranhão. Saúde do adulto: questões da prática assistencial para dentistas. São Luís; 2012.

30. Peres MA, Peres KG. A saúde bucal no ciclo vital: acúmulos de risco ao longo da vida. In: Antunes JLF, Peres MA. Epidemiologia da saúde bucal. Rio de Janeiro; 2006.

31. Brasil. Ministério da Saúde. Diretrizes Nacionais de Atenção Integral à Saúde do Jovem e Adolescente na Proteção, Promoção e Recuperação da Saúde. Brasília; 2010. (Normas e manuais técnicos).

32. Instituto Brasileiro de Geografia e Estatística. Dados populacionais 2007. Brasília; 2007.

33. Buss PM, Pellegrine Filho A. A saúde e seus determinantes sociais. Rev Saúde Coletiva. 2007;17(1):77-93.

34. Krieger N. A glossary for social epidemiology. J Epidemiol Community Health. 2001;55(10):693-700.

35. Muza GM, Costa MP. [Tools for planning a project to promote adolescent health and development: the adolescents' perspective]. Cad Saude Publica. 2002;18(1):321-8.

36. Brasil. Ministério da Saúde. Programa de Saúde do Adolescente: bases programático (PROSAD). 2. ed. Brasília; 1996.

37. Astrøm AN. Parental influences on adolescents' oral health behavior: two-year follow-up of the Norwegian Longitudinal Health Behavior Study participants. Eur J Oral Sci. 1998;106(5):922-30.

38. Brasil. Ministério da Saúde. Projeto SB Brasil 2010: condições de saúde bucal da população brasileira 2009-2010: resultados principais. Brasília; 2010.

39. Bastos JL, Gigante DP, Peres KG, Nedel FB. [Social determinants of odontalgia in epidemiological studies: theoretical review and proposed conceptual model]. Cien Saude Colet. 2007;12(6):1611-21.

40. Shepherd MA, Nadanovsky P, Sheiham A. The prevalence and impact of dental pain in 8-year-old school children in Harrow, England. Br Dent J. 1999;187(1):38-41.

41. Pau AK, Croucher R, Marcenes W. Perceived inability to cope and care-seeking in patients with toothache: a qualitative study. Br Dent J. 2000;189(9):503-6.

42. Tamietti MB, Catilho, LS, Paixão HH. Educação em saúde bucal para adolescentes: inadequação de uma metodologia tradicional. Arq Odontol. 1998;34(1):33-45.

43. Cordellini JVF. Protocolo de atenção à saúde do adolescente. Curitiba: Secretaria Municipal de Saúde; 2006.

44. Papapanou PN, Lindhe J. Epidemiologia das doenças periodontais. In: Lindhe J, Lang NP, Karring T. Tratado de periodontia clínica e implantologia oral. 5. ed. Rio de Janeiro: Guanabara Koogan; 2010.

45. Souza GB, Nogueira de Sá PHR, Junqueira SR, Frias AC. Avaliação dos procedimentos coletivos em saúde bucal: percepção de adolescentes de Embu, SP. Saude Soc. 2007;16(3):138-48.

46. Jaouich A, Calegari FA, Pinto PB. A clínica ampliada como modelo otimizador das melhores práticas na atenção em saúde bucal do adolescente. Curitiba: Pontifícia Universidade Católica do Paraná; 2007.

47. Pellegrini Filho A. [Inequities in access to information and inequities in health]. Rev Panam Salud Publica. 2002;11(5-6):409-12.

48. Brasil. Ministério da Saúde. Organização da atenção à saúde bucal por meio do ciclo de vida do indivíduo. Brasília; 2008. (Cadernos de Atenção Básica; 17).

49. Palmier AC, Ferreira EF, Vasconcelos M. Saúde bucal: aspectos básicos e atenção ao adulto. Belo Horizonte: Secretaria de Estado de Saúde de Minas Gerais; 2006.

50. Paganelli APC, Lima AS, Freitas K, Beloti AM. Avaliação das necessidades odontológicas dos pacientes da clínica integrada de adulto de odontologia da Cesumar. Iniciação científica CESUMAR. 2003;5(1):35-40.

51. Pinto RS, Matos DL, Loyola Filho AI. Características associadas ao uso de serviços odontológicos públicos pela população adulta brasileira. Ciênc Saúde Coletiva. 2012;17(2):531-44.

52. Figueiredo ASA, organizadora. Envelhecimento e a saúde da pessoa idosa: questões da prática assistencial para dentistas. São Luís: Universidade Federal do Maranhão; 2012.

53. Pinto VG. Saúde bucal coletiva. São Paulo: Santos; 2008.

54. Pinheiro RS, Escosteguy CC. Epidemiologia e serviços de saúde. In: Medronho RA, Carvalho DM, Bloch KV, Luiz RR, Werneck GL, organizadores. Epidemiologia. São Paulo: Atheneu; 2004.

55. Slade GD, Spencer AJ, Locker D, Hunt RJ, Strauss RP, Beck JD. Variations in the social impact of oral conditions among older adults in South Australia, Ontario, and North Carolina. J Dent Res. 1996;75(7):1439-50.

56. Sheiham A, Tsakos G. Avaliando necessidades através de abordagem sócio-odontológica. In: Pinto VG, organizador. Saúde bucal coletiva. 5. ed. São Paulo: Santos; 2008.

57. Miranda CDC. Utilização de serviços odontológicos pela população adulta e fatores associados: um estudo de base populacional [dissertação]. Florianópolis: Universidade Federal de Santa Catarina; 2012.

58. Almeida AM, Loureiro CA, Araújo VE. Um estudo transcultural de valores de saúde bucal utilizando o instrumento OHIP 14 na forma simplificada. UFES Rev Odontol. 2004;6(1):6-15.

59. De Carvalho JA, Garcia RA. [The aging process in the Brazilian population: a demographic approach]. Cad Saude Publica. 2003;19(3):725-33.

60. Brasil. Lei n. 10.741, de 1º de outubro de 2003 [Internet]. Dispõe sobre o Estatuto do Idoso e dá outras providências. Brasília; 2003 [capturado em 20 maio 2014]. Disponível em: http://www.planalto.gov.br/ccivil_03/leis/2003/l10.741.htm.

61. Brasil. Ministério da Saúde. Atenção à saúde da pessoa idosa e envelhecimento. Brasília; 2010. (Série B: Textos básicos de saúde).

62. Brasil. Ministério da Saúde. Organização da Atenção à Saúde Bucal por meio do Ciclo de vida do indivíduo. Cad Atenção Básica. 2008;1(17):52-69.

63. Goes PSA, Moysés SJ. Planejamento, gestão e avaliação em saúde bucal. São Paulo: Artes Médicas; 2012.

64. Brasil. Ministério da Saúde. Estatuto do idoso [Internet]. 2. ed. rev. Brasília; 2009 [capturado em 20 maio 2014]. Disponível em: http://bvsms.saude.gov.br/bvs/publicacoes/estatuto_idoso_2ed.pdf.

65. Brasil. Congresso Nacional. Lei nº 8.842, de 04 de janeiro de 1994. Dispõe sobre a política nacional do idoso, cria o Conselho Nacional do Idoso e dá outras providências [Internet]. Brasília; 1994 [capturado em 20 maio 2014]. Disponível em: http://www.planalto.gov.br/ccivil_03/leis/l8842.htm.

66. Ramos LR. Fatores determinantes do envelhecimento saudável em idosos residentes em centro urbano: Projeto Epidoso, São Paulo. Cad Saúde Pública. 2003;19(3):793-8.

67. Ramos LR. Fatores determinantes do envelhecimento saudável em idosos residentes em centro urbano: Projeto Epidoso, São Paulo. Cad Saúde Pública. 2003;19(3):793-8.

68. Center for the Study of Aging and Human Development. Multidimensional functional assessment: the OARS methodology. Durham: Duke University; 1978.

69. Narvai PC, Antunes JLF. Saúde bucal: a autopercepção da mutilação e das incapacidades. In: Lebrão ML, Duarte TAO, organizadores. Sabe: saúde, bem-estar e envelhecimento: o projeto Sabe no município de São Paulo: uma abordagem inicial. Brasília: Opas; 2003.

70. Reis SCGB, Marcelo VC. Saúde bucal na velhice: percepção dos idosos, Goiânia, 2005. Cienc Saúde Coletiva. 2006;11(1):191-99.

71. Unfer B, Braun K, Silva CP, Pereira Filho LD. Autopercepção da perda de dentes em idosos. Interface (Botucatu). 2006;10(19):217-26.

72. Brasil. Ministério da Saúde. Projeto SB Brasil 2010: Condições de saúde bucal da população brasileira: resultados principais. Brasília; 2011.

73. Brasil. Ministério da Saúde. Envelhecimento e saúde da pessoa idosa. Brasília; 2007.

74. Cabral HAM, Martelli PJL. Determinação de condição de saúde bucal, através do GOHAI, de idosos abrigados em instituições de longa permanência conveniadas com o Fundo Municipal de Assistência Social da Prefeitura do Recife – PE. Odontol Clín-cient. 2003;2(1):43-9.

75. Silva ALA, Chaimowicz F, Dias RC, Freitas SN, Nascimento RM, Machado-Coelho GLL. Características de instrumentos de avaliação funcional em idosos residentes na comunidade no Brasil. Geriatr Gerontol. 2008;2(4):138-143.

Capítulo 6: Liderança e empreendedorismo na prática odontológica

1. Brasil. Conselho Nacional de Educação. Resolução CNE/CES 3, de 19 de fevereiro de 2002. Institui diretrizes curriculares nacionais do curso de graduação em odontologia [Internet]. Brasília; 2002 [capturado em 20 maio 2014]. Disponível em: http://portal.mec.gov.br/cne/arquivos/pdf/CES032002.pdf.

2. Cordioli OFG, Batista NA. A graduação em Odontologia na visão de egressos: propostas de mudanças. Rev ABENO.2007;7(1):88-95.

3. Morita MC. Resultados: perfil do mercado de trabalho. In: Morita MC, Haddad AE, Araújo ME. Perfil atual e tendências do cirurgião-dentista brasileiro. Maringá: Dental Press International; 2010.

4. Motta PR. Gestão contemporânea: a ciência e a arte de ser dirigente. 9. ed. Rio de Janeiro: Record; 1998.

5. Warren B, Biederman PW. Os gênios da organização: as forças que impulsionam a criatividade das equipes de sucesso. Rio de Janeiro: Campus; 1999.

6. Simões ALA. Desenvolver o potencial de liderança: um desafio para o enfermeiro [tese]. Ribeirão Preto: Universidade de São Paulo; 2001.

7. Gaidzinski RR, Peres HH, Fernandes M de F. [Leadership: continuous learning in the management in nursing]. Rev Bras Enferm. 2004;57(4):464-6.

8. Heller R. Como motivar pessoas. São Paulo: Publifolha; 1998.

9. Dolabela F. Oficina do empreendedor. São Paulo: Cultura; 2003.

10. Nogueira AP, Torres GL, Almeida MY, Ambrosio RAH, Nogueira ICRF. Liderança empreendedora na Fundação da UNOESTE. Colloquium Humanarum. 2011;8(1):1-8.

11. Timmons JÁ, Spinelli S. New venture creation: entrepreneurship for the 21st century. 4. ed. Ontário: McGraw-Hill; 1994.

12. Menezes R. Metodologia para gestão do processo de formação empreendedora em Universidades. Locus Científico. 2007;1(4):72-8.

13. Araujo E. Empreendedorismo e características comportamentais dos empreendedores [Internet]. Limeira: Faculdade de Administração e Artes de Limeira; 2010 [capturado em 20 maio 2014]. Disponível em: http://www.administradores.com.br/artigos/marketing/empreendedorismo-e-caracteristicas-comportamentais-dos-empreendedores/38277/.

14. Diniz A. Próprio negócio [Internet]. Uol; [2012] [capturado em 30 maio 2012]. Disponível em: http://abiliodiniz.uol.com.br/lideranca/vai-abrir-um-negocio.htm.

15. Conselho Federal em Odontologia. Dados estatísticos [Internet]. Brasília; c2009-2013 [capturado em28 maio 2012]. Disponível em: http://cfo.org.br/servicos-e-consultas/downloads/.

16. Beagehole R, Benzian H, Crail J, Mackay J. The oral health atlas. Paris: Word Dental Federation; 2009.

17. Instituto Brasileiro de Geografia e Estatística. Censo demográfico de 2010 [Internet]. Brasília; 2012 [capturado em 30 maio 2012]. Disponível em: http://www.ibge.gov.br/home/presidencia/noticias/noticia_visualiza.php?id_noticia=1866&id_pagina=1.

18. Saneamento, o básico inexiste: íntegra [Internet]. Rio de Janeiro; 2012 [capturado em 29 maio 2012]. Disponível em: http://globotv.globo.com/rede-globo/globo-ecologia/v/saneamento-o-basico-inexiste-integra/1953266/.

19. Cabral P. Desigual, Brasil assiste a crescimento de mercado de luxo [Internet]. São Paulo: BBC Brasil; 2012 [capturado em 30 maio 2012]. Disponível em: http://www.bbc.co.uk/portuguese/noticias/2012/02/120201_video_mulheres_ricas_pc.shtml.

20. Serviço Brasileiro de Apoio à Micro e Pequenas Empresas. Taxa de sobrevivência das empresas no Brasil [Internet]. Brasília; 2011 [capturado em 20 maio 2012]. Disponível em: http://www.biblioteca.sebrae.com.br/bds/bds.nsf/45465B1C66A6772D832579300051816C/$File/NT00046582.pdf.

21. Ribeiro FA. Gestão em odontologia. J Ilapeo.2007;1(4):10-3.

22. Ribeiro AI. Condomínios odontológicos: alternativa globalizada para o terceiro milênio. Curitiba: Maio; 2001.

23. Ribeiro FA. Gestão participativa: meu melhor cliente. J Ilapeo. 2008;2(2):45.

24. Ferreira ABH. Miniaurélio: o dicionário da língua portuguesa. 7. ed. rev. atual. Curitiba: Positivo; 2008.

25. Carvalho MFHD, Silva RSD. Avaliação da cooperação entre empresas pela troca de informação. Gest Prod. 2009;16(3):479-88.

26. Shinyashiki R. Os segredos dos campeões [Internet]. São Paulo: Instituto Gente; c2014 [capturado em 30 maio 2012]. Disponível em: http://shinyashiki.uol.com.br/palestra/os-segredos-dos-campeoes/.

27. Agência Brasileira de Notícias. Falta de higiene bucal pode provocar acidente vascular cerebral [Internet]. São Paulo; 2010 [capturado em 29 maio 2012]. Disponível em: http://www.abn.com.br/editorias1.php?id=62275.

28. Brasil. Congresso Nacional. Lei nº 5.081, de 24 de agosto de 1966. Regula o exercício da Odontologia [Internet]. Brasília; 1966 [capturado em 20 maio 2014]. Disponível em: http://presrepublica.jusbrasil.com.br/legislacao/128600/lei-5081-66.

29. Souza CMC. A constituição de uma rede de assistência à saúde na Bahia, Brasil, voltada para o combate das epidemias. Dynamis. 2011;31(1):85-105.

30. Falbo G, Goes PS, Sintoni F. Governance ed efficienza: sfide per la gestione del sistema unico di salute in Brasile. In: OMS e diritto alla salute: quale futuro. 5° Rapporto dell'Osservatorio Italiano sulla Salute Globale. Bologna: Osservatorio Italiano sulla Salute Globale; 2013.

31. Brasil. Ministério da Administração Federal e Reforma do Estado. Plano diretor da reforma do aparelho do Estado. Brasília: Presidência da República; 1995.

32. Ibanhes LC, Heimann LS, Junqueira V. Governança e regulação na saúde: desafios para a gestão na região metropolitana de São Paulo, Brasil. Cad Saúde Pública. 2007;23(3):575-84.

33. Kroehn M. A saúde tem remédio. Revista Exame. 2012;1016(9):53.

34. Drucker PF. O melhor de Peter Drucker: o homem. São Paulo: Clemente Raphael; 2001.

35. Rodrigues CHR, Santos FCA. Empowerment: ciclo de implementação, dimensões e tipologia. Gest Prod. 2001;8(3):237-49.

36. Ferreira IA. Empowerment: liberdade para decisões [Internet]. Brasília: RH.com.br; 2004 [capturado em 15 maio 2012]. Disponível em: http://www.rh.com.br/Portal/Desemepenho/Entrevista/3736/empowerment-liberdade-para-decisoes.html.

37. Chiavenato I. Empreendedorismo: dando asas ao espírito empreendedor. São Paulo: Saraiva; 2008.

38. Chiavenato I. Gerenciando pessoas: o passo decisivo para a administração participativa. São Paulo: Makron; 1992.

39. Modaffore PM, Figueiredo-Filho BMD. Capacitação em administração e marketing na odontologia. São Paulo: Ícone; 2005.

40. Russo FLP. Gestão em odontologia: um negócio que não se aprende na "escola". São Paulo: Lovise; 2003.

41. Kassis EN. Porque alguns fazem sucesso em Odontologia. Ribeirão Preto: Tota; 2007.

42. Ribeiro FA. O dentista do presente e do futuro. Odontol Clín Cient. 2010;9(2):103.

Capítulo 7: Aspectos Éticos na Prática Odontológica

1. Ortoblog [Internet]. c2005-2014 [capturado em 20 maio 2014]. Disponível em: www.ortoblog.com/2011/06/voce-sabe-qual-diferenca-de.html.

2. Brasil. Lei n° 4.324, de 14 de abril de 1964. Institui o Conselho Federal e os Conselhos Regionais de Odontologia, e dá outras providências [Internet]. Brasília; 1964 [capturado em 20 maio 2014]. Disponível em: http://www.camara.gov.br/sileg/integras/845503.pdf.

3. Brasil. Lei n° 5081, de 24 de agosto de 1966. Regula o exercício da odontologia [Internet]. Brasília; 1966 [capturado em 20 maio 2014]. Disponível em: http://presrepublica.jusbrasil.com.br/legislacao/128600/lei-5081-66.

4. Brasil. Ministério do Trabalho. CBO-Listagem das profissões regulamentadas: normas regulamentadoras [Internet]. Brasília: [s.n]; c1997-2007 [capturado em: 3 jan. 2014]. Disponível em: www.mtecbo.gov.br/cbosite/pages/regulamentacao.

5. Silva RHA, Sales-Peres A. Odontologia: um breve histórico. Odontologia Clín-Científ Recife. 2007;6(1):7-11.

6. Conselho Federal de Odontologia. Legislação/Códigos [Internet]. Brasília; c2009-2013 [capturado em 03 jan. 2014]. Disponível: http://cfo.org.br/legislacao/codigos/.

7. Brasil. Lei n° 6.206, de 7 de maio de 1975. Dá valor de documento de identidade às carteiras expedidas pelos órgãos fiscalizadores de exercício profissional e dá outras providências [Internet]. Brasília; 1975 [capturado em 20 maio 2014]. Disponível em: http://www.planalto.gov.br/ccivil_03/leis/l6206.htm.

8. Falcão AFP. Ética odontológica. Rev Ciênc Med Campinas. 2011;20(5-6):153-6.

9. Day VP, Telles LEB, Zoratto PH, Azambuja MRF, Machado DA, Silveira MB, HT HT. Violência doméstica e suas diferentes manifestações. Rev Psiquiatr Rio Gd Sul. 2003;25(Supl 1):9-21.

10. Costa MC, de Carvalho RC, de Santana MA, da Silva LM, da Silva MR. [Evaluation of the National Program of Integrated and Referential Actions (PAIR) to confront the child and adolescents sexual violence, in Feira de Santana, Bahia State, Brazil]. Cien Saude Colet. 2010;15(2):563-74.

11. Chaim LAF, Gonçalves JR. A responsabilidade ética e legal do cirurgião-dentista em relação à criança maltratada. Rev Assoc Bras Odontol Nac. 2006;14(1):19-24.

12. Saliba O, Garbin CA, Garbin AJ, Dossi AP. [Responsibility of health providers in domestic violence reporting]. Rev Saude Publica. 2007;41(3):472-7.

13. Leal SMC, Lopes MJM. A violência como objeto da assistência em um hospital de trauma: o "olhar" da enfermagem. Cienc Saude Coletiva. 2005;10(2):419-31.

14. Carrato MAP. Ética na pesquisa científica com seres humanos: a dignidade como meta e como realização do estado democrático de direito. Rev Ciên Jur Soc Unipar. 2008;11(1):127-40.

15. Control Council Law. Cógido de Nuremberg. Tribunal Internacional de Nuremberg, 1947. Control Council Law. 1949;10(2):181-2.

16. Brasil. Ministério da Saúde. Resolução n° 196, de 10 de outubro de 1996. Aprovar as seguintes diretrizes e normas regulamentadoras de pesquisas envolvendo seres humanos [Internet]. Brasília; 1996 [capturado em 20 maio 2014]. Disponível em: HTTP://bvsms.saude.gov.br/bvs/saudelegis/cns/1996/res0196_10_10_1996.html.

17. Brasil. Ministério da Saúde. Resolução n° 466, de 12 de dezembro de 2012 [Internet]. Brasília; 2012 [capturado em 3 jan. 2014]. Disponível em: HTTP://bvsms.saude.gov.br/bvs/saudelegis/cns/2013/res0466_12_12_2012.html.

18. Brasil. Lei n° 11.794, de 8 de outubro de 2008. Regulamenta o inciso VII do § 1o do art. 225 da Constituição Federal, estabelecendo procedimentos para o uso científico de animais; revoga a Lei no 6.638, de 8 de maio de 1979; e dá outras providências [Internet]. Brasília; 2008 [capturado em 20 maio 2014]. Disponível em: http://www.planalto.gov.br/ccivil_03/_ato2007-2010/2008/lei/l11794.htm.

19. Conselho Federal de Medicina Veterinária. Resolução n° 879, de 15 de fevereiro de 2008. Dispõe sobre o uso de animais no ensino e na pesquisa e regulamenta as Comissões de Ética no Uso de Animais (CEUAs) no âmbito da Medicina Veterinária e da Zootecnia brasileiras e dá outras providências [Internet]. Brasília; 2008 [capturado em 20 maio 2014]. Disponível em: http://www.cfmv.org.br/portal/legislacao/resolucoes/resolucao_879.pdf.

Leituras Recomendadas

Beltrão EM, Cavalcanti AL, Albuquerque SS, Duarte RC. Prevalence of dental trauma children aged 1-3 years in Joao Pessoa (Brazil). Eur Arch Paediatr Dent. 2007;8(3):141-3.

Brasil. Ministério da Saúde. SB Brasil 2010: resultados principais. Brasília; 2011

Brasil. Ministério da Saúde. As cartas da promoção da saúde [Internet]. Brasília; 2002 [capturado em 15 out. 2013]. Disponível em: vsms.saude.gov.br/bvs/publicacoes/cartas_promocao.pdf.

Brasil. Ministério da Saúde. Saúde da família [Internet]. Brasília; 2004 [capturado em 02 out. 2013]. Disponível em: http://dtr2004.saude.gov.br/dab/atencaobasica.php.

Brasil. Ministério da Saúde. Política Nacional de Promoção da Saúde. 3. ed. Brasília; 2010.

Buss PM, Ferreira JR. Atenção primária e promoção da saúde. In: Ministério da Saúde. As cartas da promoção da saúde. Brasília; 2000.

Buss PM. Promoção da saúde e qualidade de vida. Cien Saude Colet. 2000;5(1):163-77.

Buss PM, Ferreira JR. Local integrated and sustainable development as a strategy for "radical health promotion" in Brazil. Promot Educ. 2000;7(4):25-8, 41, 47.

Buss PM. Promoção da saúde na infância e na adolescência. Rev Bras Saude Mater Infant. 2001;1(3):279-82.

Buss PM. Promoção da saúde da família. Rev Bras Saúde Fam. 2002;2(6):50-63.

Buss PM. Uma introdução ao conceito de promoção da saúde. In: Czeresnia D, Freitas CM, organizadores. Promoção da saúde: conceitos, reflexões, tendências. Rio de Janeiro: Fiocruz; 2003.

Buss PM. Perspectivas na avaliação em promoção da saúde. Cien saúde Colet. 2004;9(3):515-824.

Campos GW. [Mediation between social knowledge and practices: the rationale of soft technology, praxis and art]. Cienc Saude Colet. 2011;16(7):3033-40.

Carvalho SR. Saúde coletiva e promoção da saúde: sujeito e mudança. São Paulo: Hucitec; 2005.

Castro A, Malo M, organizadores. SUS: ressignificando a promoção da saúde. São Paulo: Hucitec; 2006.

Costa Neto MM, organizador. A implantação da unidade de saúde da família [Internet]. Brasília: Ministério da Saúde; 2000 [capturado em 01 out. 2013]. Disponível em: http://bvsms.saude.gov.br/bvs/publicacoes/caderno_atencao_basica_n1_p1.pdf.

Czeresnia D, Freitas CM, organizadores. Promoção da saúde: conceitos, reflexões, tendências. Rio de Janeiro: Fiocruz; 2003.

Faraco Junior IM, Del Duca FF, Rosa FM, Poletto VC. Conhecimentos e condutas de médicos pediatras com relação à erupção dentária. Rev Paul Pediatr. 2008;26(3):258-64.

Ferreira RG, Marques RA, Menezes LM, Narvai PC. [Multiple aspects of the use of fluorine in public health from the viewpoint of healthcare leaders]. Cien Saude Colet. 2013;18(7):2139-46.

Ferreira ABH. Miniaurélio século XXI escolar: o minidicionário da língua portuguesa. 4. ed. rev. ampliada. Rio de Janeiro: Nova Fronteira; 2001.

Lefevre F, Lefevre AMC. Promoção de saúde: a negação da negação. Rio de Janeiro: Vieira & Lent; 2004.

Merhy EE. A perda da dimensão cuidadora na produção da saúde: uma discussão do modelo assistencial e da intervenção no seu modo de trabalhar a assistência. In: Campos CR, Malta DC, Teixeira dos Reis A, Santos A, Merhy EE. Sistema Único de Saúde em Belo Horizonte: reescrevendo o público. São Paulo: Xamã; 1998.

Molon SI. Notas sobre constituição do sujeito, subjetividade e linguagem. Psicol Estud Maringá. 2011;16(4):613-22.

Peres MA, Peres KG. A saúde bucal no ciclo vital: acúmulos de risco ao longo da vida. In: Antunes JLF, Peres AM. Epidemiologia da saúde bucal. Rio de Janeiro: Santos; 2006.

Viana ALD, Dal Poz MR. A reforma do sistema de saúde no Brasil e o Programa de Saúde da Família. Physis. 1998;8(2):11-48.

World Health Organization. Ottawa Charter for Health Promotion [Internet]. Ottawa; 1986 [capturado em 02 out. 2013]. Disponível em: http://www.euro.who.int/__data/assets/pdf_file/0004/129532/Ottawa_Charter.pdf.

Westphal MF. Promoção da saúde e prevenção de doenças. In: Campos GWS, Minayo MCS, Akerman M, Drumond Júnior M, Carvalho YM, organizadores. Tratado de saúde coletiva. São Paulo: Hucitec; 2006.

Zancan L, Bodstein R, Marcondes WB, organizadores. Promoção da saúde como caminho para o desenvolvimento local. Rio de Janeiro: Fiocruz; 2002.

Destaques da Odontologia Nacional

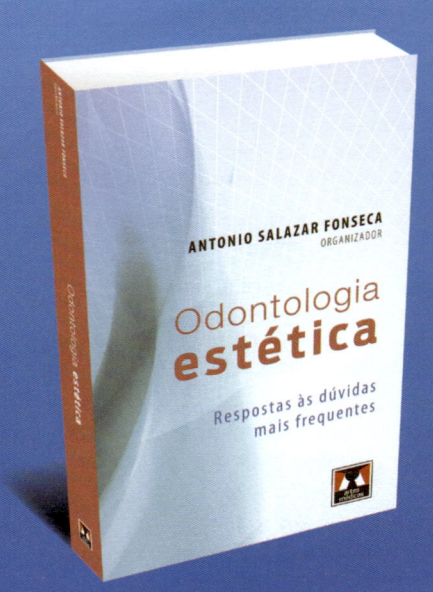

Odontologia Estética
Respostas às Dúvidas mais Frequentes
Antonio S. Fonseca
21x28 cm | 384 p.

As técnicas operatórias e as propriedades e características dos materiais restauradores mudam com frequência, exigindo do prossional atualização constante. Este livro foi elaborado para atender essa demanda, sendo fonte de consulta acessível e prática.

Dentística
Uma Abordagem Multidisciplinar
José Carlos Pereira; Camillo Anauate-Netto & Silvia Alencar Gonçalves (Orgs.)
21x28 cm | 344 p.

Esta obra reúne a abordagem dos temas tradicionais e inovadores sobre a Dentística e também a discussão iminente de que essa prática odontológica integra um conjunto de conhecimentos técnicos e científicos essenciais para a realização do tratamento restaurador.

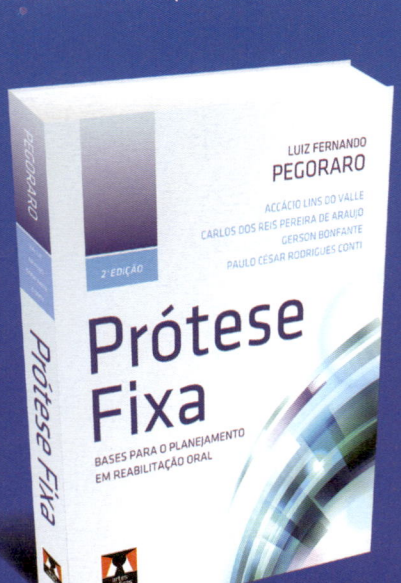

Prótese Fixa – 2.ed.
Bases para o Planejamento em Reabilitação Oral
Luiz Fernando Pegoraro e Cols.
21x28 cm | 488 p.

Nova edição, com casos clínicos ainda mais complexos e elucidativos, esta obra é a referência perfeita para o currículo de graduação e cursos de especialização e para a prática do cirurgião-dentista preocupado com seu constante aprimoramento profissional.

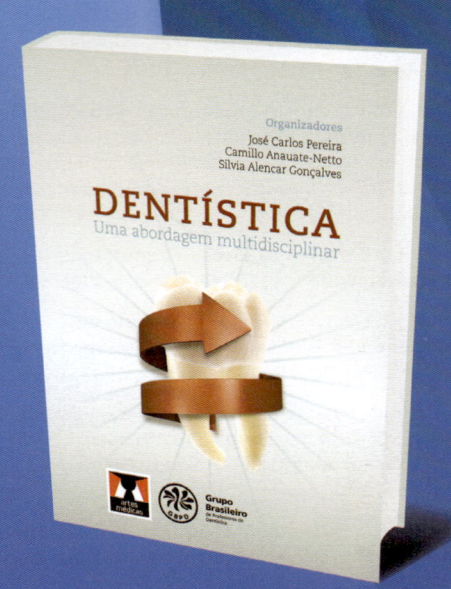

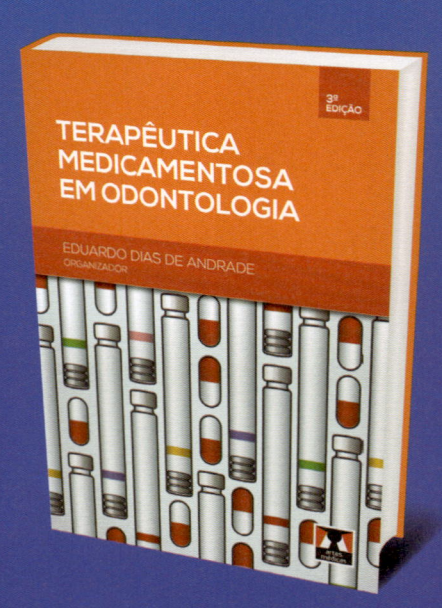

Terapêutica Medicamentosa em Odontologia – 3.ed.
Eduardo Dias de Andrade (Org.)
17,5x25 cm | 256 p.

Esta edição mantém o objetivo que a consagrou: contribuir para a formação inicial e continuada do cirurgião-dentista, aprimorando ainda mais a qualidade da odontologia brasileira. Esta edição estaca-se não somente pela atualização de capítulos já existentes, mas também pela inclusão de novos temas.

artes médicas EDITORA

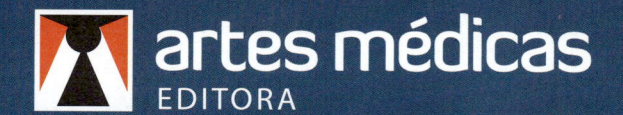

www.grupoa.com.br
0800 703 3444
www.twitter.com/grupoaeducacao
www.twitter.com/artmededitora

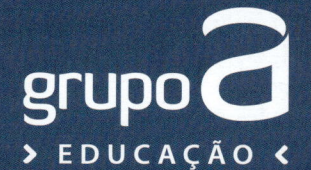

grupo a
› EDUCAÇÃO ‹

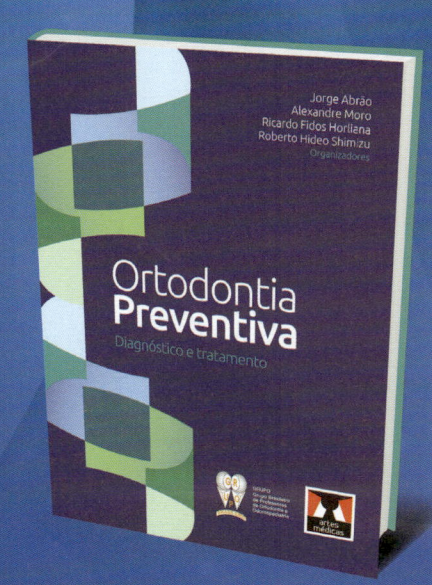

Ortodontia Preventiva
Diagnóstico e Tratamento
Jorge Abrão, Alexandre Moro,
Ricardo Fidos Horliana &
Roberto Hideo Shimizu (Orgs.)
21X28 cm | 240 p.

Esta obra diferencia-se por reunir conteúdos de ortodontia preventiva e interceptativa em uma única fonte. Tendo sido escrita por docentes de diversas regiões do Brasil, conta com a chancela do Grupo Brasileiro de Professores de Ortodontia e Odontopediatria (GRUPO).

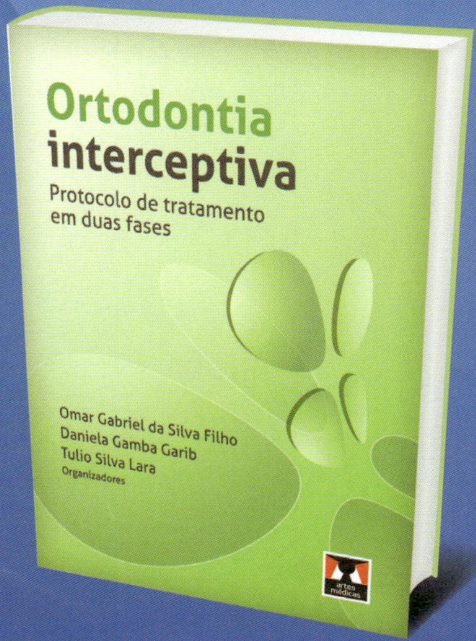

Ortodontia Interceptiva
Protocolo de Tratamento em Duas Fases
Omar Gabriel da Silva Filho, Daniela Gamba Garib & Tulio Silva Lara (Orgs.)
21x28 cm | 576 p.

Aborda os protocolos do tratamento ortodôntico em duas fases, segundo o qual o paciente é tratado primeiro na fase de dentadura decídua ou mista, assim que sua maloclusão é diagnosticada, e posteriormente na fase de dentadura permanente, para finalizar a oclusão.

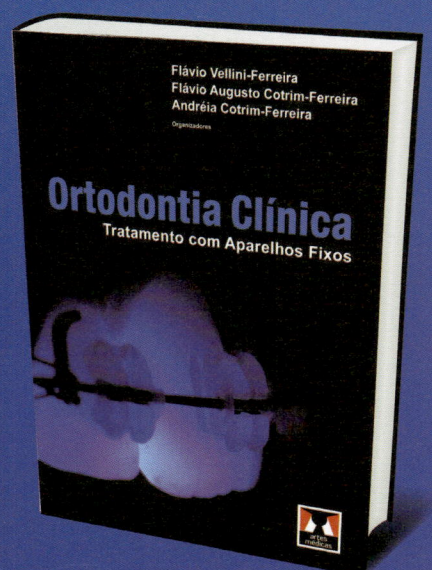

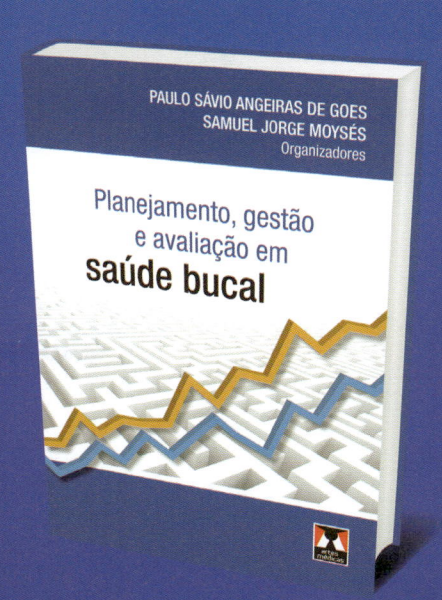

Ortodontia Clínica
Tratamento com Aparelhos Fixos
Flávio Vellini-Ferreira,
Flávio Augusto Cotrim-Ferreira &
Andréia Cotrim-Ferreira
21x28 cm | 664 p.

O objetivo deste livro é oferecer um roteiro completo e seguro às atividades de cirurgiões-dentistas e alunos de graduação e pós-graduação em ortodontia, compreendendo as fases que vão da recepção do paciente à finalização do tratamento.

Planejamento, Gestão e Avaliação em Saúde Bucal
Paulo S. A. de Goes &
Samuel Jorge Moysés (Orgs.)
17,5x25 cm | 248 p.

Este livro reúne renomados e experientes autores capazes de capacitar profissionais para atuar nas áreas de planejamento, gestão e avaliação em saúde bucal. A ênfase maior está no setor público, mas o conteúdo pode ser amplamente aproveitado na esfera privada.